I0035841

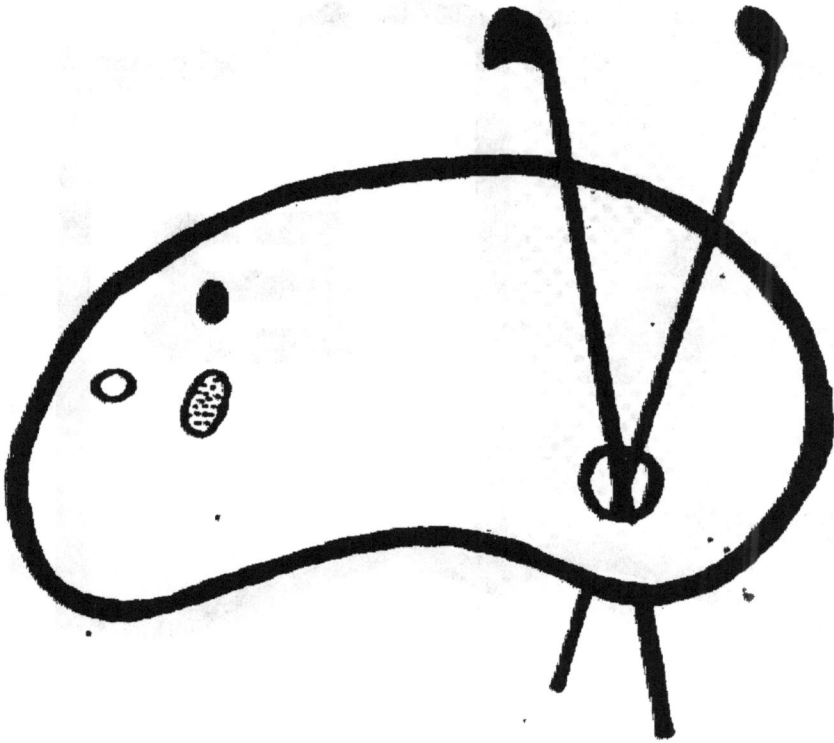

DEBUT D'UNE SERIE DE DOCUMENTS
EN COULEUR

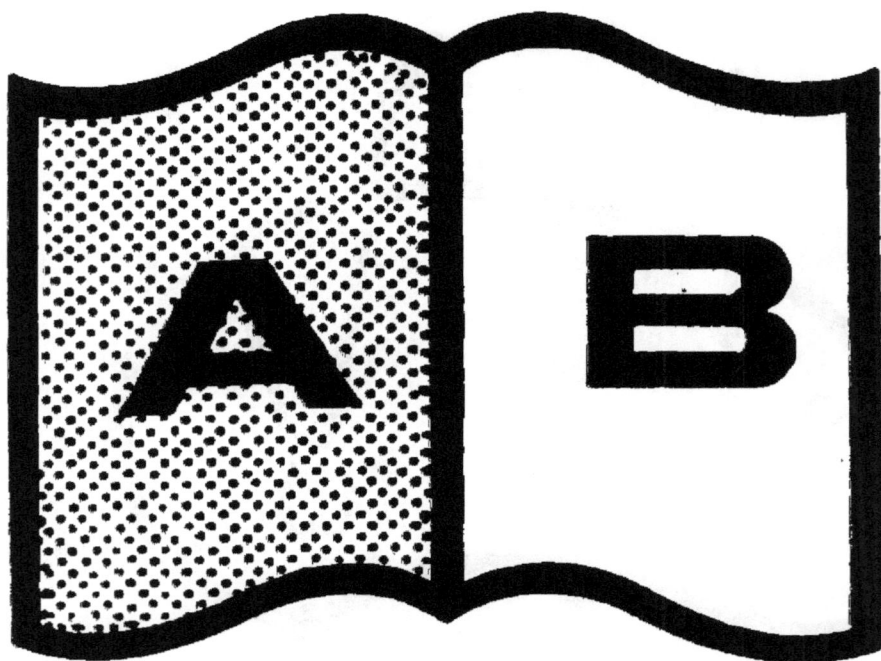

Contraste insuffisant des couvertures
supérieure et inférieure

℞ Pour préserver des maladies vénériennes

Par le Dr Galtier-Boissière

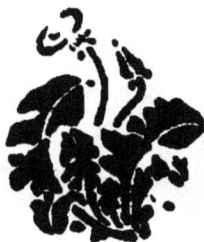

31 GRAVURES

8:T93
635

PARIS. — Librairie Larousse

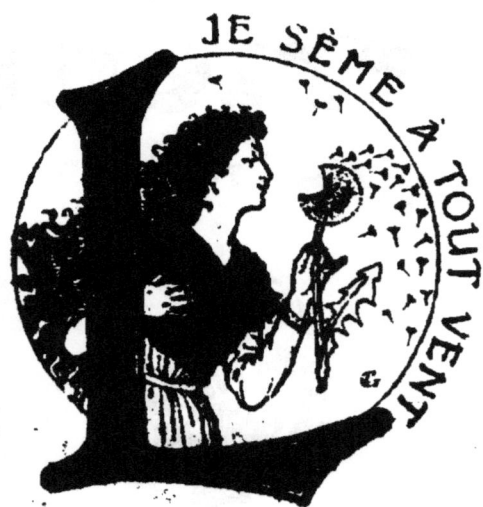

JE SÈME A TOUT VENT

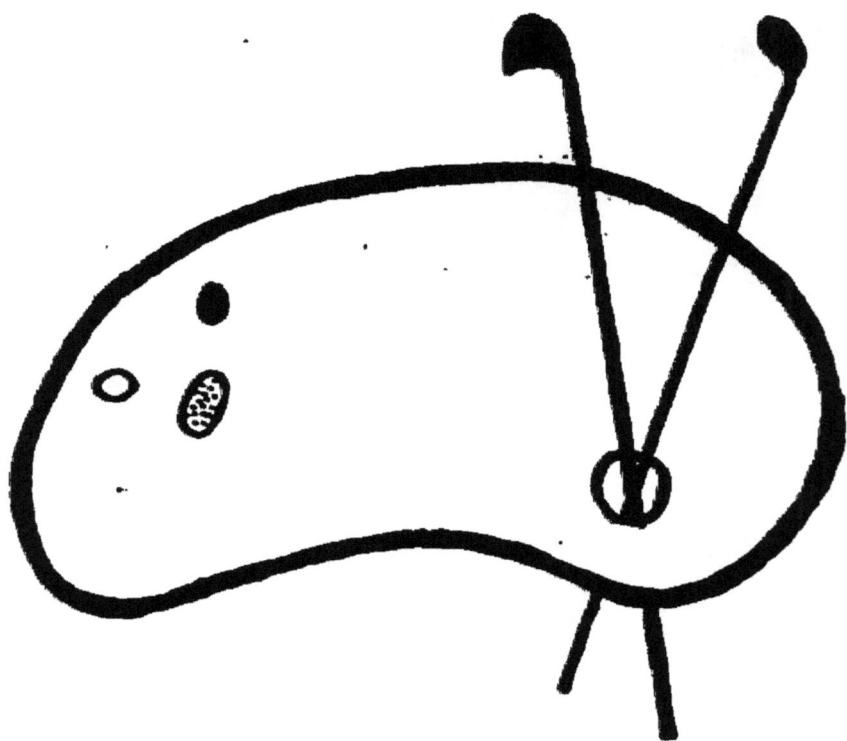

FIN D'UNE SÉRIE DE DOCUMENTS
EN COULEUR

695

Pour préserver & &

& des maladies

Vénériennes & &

OUVRAGES DU MÊME AUTEUR

DICTIONNAIRE ILLUSTRÉ DE MÉDECINE USUELLE, 840 gravures, photographies, radiographies, 3 cartes et 4 planches en couleurs, 12e édition; 6 fr. — Librairie Larousse.

CYCLISTE ET BICYCLETTE. Guide pratique du cycliste amateur. Conditions de santé, hygiène, costume; mécanisme de la bicyclette, soins à lui donner, réparations; historique et fabrication, etc. In-8°, 150 gravures, 2e édition; broché, 1 fr. 50. — Librairie Larousse.

L'ANTIALCOOLISME EN HISTOIRES VRAIES. Lectures; courtes leçons rédigées conformément aux programmes officiels; 60 gravures reproduisant des œuvres de maîtres. In-8°, 17e édition; 60 centimes. — Librairie Larousse.

DES MANIFESTATIONS DE LA SYPHILIS SUR LA VOÛTE CRANIENNE: 3 fr. — Masson et Cie, éditeurs.

LA FEMME. Conformation, fonctions, maladies et hygiène spéciales. — Dix planches coloriées (1/3 grandeur naturelle) en feuilles découpées et superposées, formant 45 coupes anatomiques et 55 photographies et gravures dans le texte. — Schleicher fr., éditeurs: in-4°: 8 fr.

POUR SOIGNER LES MALADIES VÉNÉRIENNES ET URINAIRES. — In-18 jésus, 41 gravures. — Schleicher fr., éditeurs: 2 fr. 50.

Pour préserver des maladies 🕊 🕊 🕊 🕊 vénériennes

Par le Dr GALTIER-BOISSIÈRE

Aux Jeunes gens
Aux Parents
Aux Éducateurs

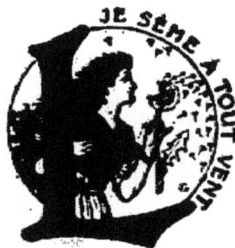

Dépôt Légal
Seine
3730
1906

31 GRAVURES

Paris. – Librairie Larousse
🕊 🕊 🕊 17, rue Montparnasse, 17 🕊 🕊 🕊

A mon Fils
quand il aura seize ans.

Dr G.-B.

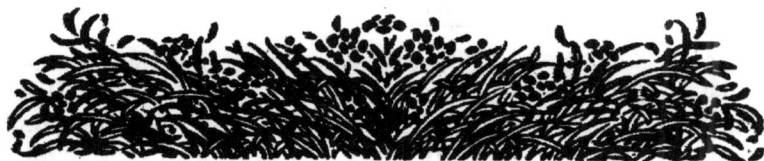

Pour préserver ❧ ❧ ❧ ❧ ❧ ❧ ❧ des maladies vénériennes [1] ❧ ❧ ❧

I. — BUT DE LA CAMPAGNE ACTUELLE SA GENÈSE

PAR un préjugé malheureux qui n'a pu se maintenir une fois sérieusement discuté, les maladies vénériennes sont longtemps restées des affections « dont on ne parle pas ». De temps en temps on entendait bien dire qu'un homme était mort à la suite d'une maladie « honteuse », qu'une femme, un enfant souffraient d'une « mauvaise maladie » transmise par un mari ou un père; mais on se hâtait de changer de conversation, comme si le fait seul de parler de cela eût été chose dangereuse.

Conséquences d'un préjugé.

Résultat : les jeunes gens étaient trop souvent convaincus que pour contracter ces maladies il fallait soi-

---

(1) La plupart des figures qui illustrent cet ouvrage sont dues à l'obligeance de M. Massiot, 15, boulevard des Filles-du-Calvaire, à Paris, chez qui on les trouvera sous forme de projections. Elles font partie des collections du Musée Pédagogique. Nous remercions MM. les docteurs Queyrat, Renault, Verchère, Maitland Ramsay, et M. Maloine, éditeur, qui ont grandement facilité notre tâche en mettant à notre disposition des documents photographiques.

même se livrer à des actes coupables, que des signes spéciaux marquaient les personnes atteintes de telles affections. Aussi lorsqu'ils devenaient des vénériens ils étaient à la fois stupéfaits, atterrés et furieux de n'avoir pas été avertis du danger.

L'un d'eux nous disait, dans notre cabinet : « Un jour j'ai consulté mon père au sujet de ces maladies, je voulais savoir ; il m'a durement répondu qu'on ne parlait pas de ces choses-là ! Cependant, lui aussi a été jeune et pouvait se souvenir, me comprendre. Il ne m'a rien dit, et aujourd'hui j'en ai peut-être pour la vie ! »

Si on avait interrogé ce père sur son silence, il eût certainement répondu « qu'il ne voulait pas éveiller les sens de son fils, que ce sujet est trop délicat pour être traité entre père et enfant ».

Est-il vraiment sérieux d'avoir de ces scrupules, alors que l'histoire nous renseigne avec détail sur les maîtresses des rois, que la lecture des journaux fait connaître chaque jour des faits scandaleux et que l'Église elle-même n'hésite pas à faire allusion à « l'œuvre de chair », à « l'Immaculée conception », à la virginité de Marie, à la présence de Jésus dans le sein de sa mère, sans que nulle de ces expressions n'éveille de pensées déshonnêtes, sauf chez des individus dont l'esprit est naturellement perverti ?

La science n'est pas plus immorale que l'art, et la vérité ne doit pas plus être dissimulée que la nudité d'une belle statue.

Cette vérité, on comprend la nécessité, non pas seulement de la dire, mais de la crier à la jeunesse lorsqu'on sait le lourd tribut qu'elle paye aux affections vénériennes.

Notre éminent maître le professeur Fournier a donné des chiffres vraiment impressionnants sur l'âge où l'on contracte la syphilis. Sur cent cas, *huit* atteignent des hommes, *vingt* des jeunes filles qui les uns et les autres ont moins de 20 ans (1). Le maximum de fréquence

_____

(1) 5 pour 100 se produisent chez des jeunes filles de moins de 16 ans.

est pour la femme entre 18 et 21 ans (30 pour 100), pour l'homme entre 21 et 26 ans (50 pour 100).

Il est d'autant plus utile de vulgariser la connaissance des modes de propagation et des signes principaux des

Préservation des innocents.

maladies vénériennes que si ces affections si répandues se contractent le plus souvent par les rapports sexuels, elles atteignent dans des cas assez fréquents des *innocents*, c'est-à-dire des individus qui n'ont rien fait pour en être frappés; enfin, que quelquefois la contagion est transmise par des personnes agissant ainsi par ignorance ou par négligence.

Il faut donc que chacun le sache, l'idée qu'on se fait dans le public des vénériens et particulièrement du plus dangereux d'entre eux, le syphilitique, est tout à fait erronée. Il peut avoir un âge quelconque, n'être qu'un enfant à la mamelle et appartenir à une classe sociale élevée. Il n'a pas forcément perdu beaucoup de cheveux, et sa peau paraît ne porter aucune éruption; rien dans sa figure, dans ses habitudes n'a été changé, et il est possible qu'il semble se porter, en apparence, fort bien. Et malgré cela, il suffit de s'être servi d'un objet à son usage pour être infecté!

Une autre raison doit faire cesser la conspiration du silence et amener à considérer comme un *malheur* une

Ignorance et guérison.

maladie qualifiée trop facilement de « honteuse » par des personnes qui ont peut-être eu autrefois plus de chance que de vertu. C'est la question si importante du *traitement*.

Craignant de dévoiler son mal à celui qui pouvait et devait lui donner les moyens de se soigner, évitant d'en parler au médecin de famille, le jeune homme ne s'est pas traité ou il l'a fait d'après les annonces de la quatrième page des journaux, avec une vague consultation d'un pharmacien ou de quelque praticien de rencontre. Puis, ayant épuisé sa bourse ou ne voyant plus paraître de manifestations, il a cessé toute médication. Aujourd'hui il est trop tard : une arthrite blennorrhagique a déformé sa jambe, une lésion tertiaire de la syphilis a frappé son cerveau. Le père, enfin averti, comprend alors l'étendue de la responsabilité qu'il a assumée! Il arrive même que le malheur ne se limite pas à une victime et que la contagion atteigne par insuffisance de précautions la mère ou la sœur.

Le dicton « mal pris au début est vite guéri » est vrai surtout pour les maladies vénériennes et particulièrement pour la plus grave d'entre elles, la syphilis. Mal soignée, la blennorrhagie peut durer trois, six, neuf ans, indéfiniment, et les accidents terribles de la syphilis frappent presque exclusivement les négligents.

Tout ce qui vient d'être dit avait été répété cent fois par les médecins et notamment par nos maîtres les professeurs Fournier et Pinard; mais leur voix *Lutte contre* n'avait qu'un faible écho, par suite de l'hypo-*le préjugé.* crisie des « convenances », lorsqu'un auteur dramatique, M. Brieux, eut la belle audace de transporter ces questions au théâtre. La censure, qui chaque jour autorisait les pires pornographies des petits théâtres et des concerts, agents les plus actifs de démoralisation de la foule, refusa l'autorisation de laisser jouer *Les Avariés;* mais le directeur, l'éminent artiste Antoine, qui a compris la portée sociale du théâtre, sut résister et fit la lecture de la pièce devant un auditoire de moralistes, de députés et de médecins (1).

La cause fut gagnée et la pièce fut plus tard jouée avec un grand succès, démontrant la possibilité de faire écouter et applaudir par le public une thèse hygiénique et sociale. Nombre d'universitaires avaient assisté à ces représentations et, ayant compris l'importance de la

(1) La lecture eut lieu le 11 novembre 1901 et la première représentation, quatre ans après, le 22 février 1905. Il y eut 58 représentations, et la pièce a été reprise plusieurs fois dans la banlieue et en province.

diffusion des idées de préservation contre les maladies vénériennes, ils firent adopter par le Conseil supérieur de l'instruction publique l'annexion au programme des écoles normales d'instituteurs de leçons sur ces affections. La vérité est donc en marche et le présent travail est destiné à contribuer à la répandre.

En organisant des cours dans les écoles normales d'hommes, l'administration de l'Instruction publique a eu évidemment en vue de mettre à même le futur instituteur de répa_re ces connaissances autour de lui, de prémunir ses anciens élèves contre le péril. Il le fera par des entretiens particuliers avec les grands élèves, mais le plus souvent possible il devra demander à un médecin de la localité de faire une conférence aux adultes sur ce sujet, ou s'en charger lui-même en s'aidant d'une brochure comme celle-ci et de vues pour projections dont l'illustration de ce livre est la reproduction et qui fixeront bien le souvenir des lésions dans la pensée des auditeurs.

La femme doit savoir. La conférence a l'avantage de pouvoir atteindre les femmes, qui, elles aussi, ont grand intérêt à être renseignées. L'auditoire des *Avariés* était composé en grande partie de femmes et aucune n'a jamais protesté ni n'est sortie du théâtre choquée de la thèse soutenue; toutes ont compris l'importance, pour elles-mêmes et pour leurs enfants, de la campagne entreprise contre ces terribles maladies.

Certains renseignements donnés, ceux, par exemple, sur la contagion de la syphilis par les nourrices, sur la cécité des enfants par l'ophtalmie purulente blennorrhagique, s'adressent plus particulièrement à *toutes les mères.*

Pense-t-on, d'autre part, qu'il soit inutile aux jeunes filles qui, de bonne heure, devront quitter la famille pour aller à l'atelier ou se mettre en service, d'être prémunies par leurs mères contre un des plus graves dangers des relations sexuelles? Il faut que l'ouvrière, que la paysanne, que la bonne sache qu'en s'abandonnant au séducteur elle ne court pas seulement chance d'avoir à supporter les charges de l'enfant qui peut être la consé-quence de sa faute, mais qu'elle est exposée à contracter une maladie dont les suites peuvent la faire souffrir toute sa vie (1). Nous venons de faire allusion à la transmis-sion des maladies vénériennes aux bébés par leur nourrice; mais si celle-ci peut donner à l'enfant qu'elle allaite une maladie qu'elle a reçue de son mari, elle la reçoit bien souvent elle-même du nourrisson malade et elle doit être informée de cette possibilité, de façon à se défendre contre le mal, à faire punir par la justice les maîtres qui ont abusé ainsi de sa confiance.

Sans aucun doute, il faut s'attendre de nouveau, à ce propos, au raisonnement déjà tenu pour les garçons : « Quoi ! voulez-vous qu'on parle de ces questions à une jeune fille? »

Mais d'abord, c'est une illusion de croire qu'une paysanne qui a assisté aux ébats des animaux à la cam-pagne, qu'une ouvrière qui n'a pu fermer l'oreille aux conversations de ses camarades soient ignorantes des relations sexuelles. Une mère, au moment où sa fille va cesser d'être sous sa surveillance, doit-elle hésiter à la protéger contre les imprudences que pourrait entraîner sa naïveté?

Il est une autre raison pour laquelle l'attention des *femmes de toutes les classes* de la société doit être ap-pelée sur ces maladies. Lorsqu'un vé-
Avarie et mariage. nérien a eu la malhonnêteté de se ma-rier avant d'avoir cessé d'être contagieux et qu'il a transmis ainsi sa maladie à sa femme, il arrive trop souvent que pour ne pas avouer sa faute il dissimule la vérité au médecin, ou *ne le fait même pas appeler.* La malheureuse qui, bien soignée, n'eût eu que des acci-dents insignifiants, peut, dans ces conditions, être at-

_____

(1) Pour les paysannes et les ouvrières le maximum de fréquence de contamination est à 18 ans.

teinte, au contraire, des plus graves, et voir périr ses enfants en bas âge, frappés par le mal inconnu.

Éclairées par ces faits, les mères estimeront sans doute que les hygiénistes n'ont pas tort en demandant qu'au certificat de fortune donné par le notaire vienne s'ajouter un certificat de santé donné par le médecin.

La statistique montre que sur *cinq* femmes syphilitiques une a été infectée par le mari. Pour les maladies de matrice et de l'ovaire dues à la blennorrhagie contractée dans le mariage, la proportion n'est pas inférieure.

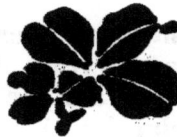

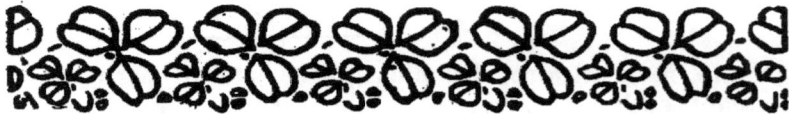

II. — VARIÉTÉS ET ORIGINE
DES MALADIES VÉNÉRIENNES

Il existe trois sortes de maladies vénériennes; ce sont, par ordre de gravité, le *chancre mou*, la *blennorrhagie*, **Variétés et fréquence.** la *syphilis*. Des trois, la blennorrhagie est de beaucoup la plus répandue : probablement plus d'un tiers des hommes en sont atteints; dans l'armée la proportion officielle est de 3 pour 100 de l'effectif, mais ce chiffre est certainement très inférieur à la réalité, il ne représente que le nombre des soldats internés à l'hôpital et il faudrait, à notre avis, plus que le tripler pour se rapprocher de la vérité, les formes légères et chroniques étant faciles à dissimuler (1).

Les syphilitiques sont ensuite les plus nombreux. On estime que dans les grandes villes il y en a 1 sur 7 individus; dans l'armée il y en a 1 sur 100 soldats, mais ce chiffre doit, comme celui donné pour la blennorrhagie et pour les mêmes raisons, être très inexact, notamment dans les corps de troupes aux colonies, où la syphilis est très répandue et les mesures préventives très insuffisantes.

---

(1) Le chiffre des affections vénériennes a diminué de moitié dans l'armée depuis une dizaine d'années, probablement sous l'action des causes suivantes : 1º diminution de la durée du service militaire et recrutement régional qui permet aux soldats de passer leurs congés dans leur pays; 2º visites sanitaires mensuelles et à chaque départ et retour des permissionnaires; 3º traitement plus sévère de la maladie dans les corps de troupes; 4º suppression des mesures vexatoires qui empêchaient souvent les hommes de dévoiler le mal et les exposaient par cela même à de nouvelles contaminations. Ces peines consistaient dans trente jours de consigne après guérison et obligation de donner le nom de la femme cause probable de la maladie.

Le chancre mou est beaucoup plus rare et ne se
rencontre habituellement que dans la classe ouvrière,
tandis que les deux autres affections sont répandues
dans toutes les classes de la société.

Un fait expliquera immédiatement cette variété de
fréquence : c'est la durée différente de contagiosité des
trois maladies. La blennorrhagie peut se contracter
plusieurs fois; il n'est pas rare de rencontrer des individus qui l'ont eue six ou huit fois, et sa forme chronique, la blennorrhée, d'autre part, peut s'éterniser des
années. La syphilis ne se contracte, au contraire, qu'une
fois, mais elle est contagieuse au moins pendant deux
ans. Quant au chancre mou, les récidives, en fait, sont
rares et il est contagieux seulement pendant deux à trois
mois.

Ajoutons tout de suite que si des misérables répan-
dent volontairement leur affection, comme cette malade
de l'hôpital Saint-Louis qui disait : « On m'a donné la
syphilis, mais je me suis bien vengée, j'en ai infecté plus
de cent, » la plupart des auteurs des contagions ignorent
qu'ils sont en état de nuire.

En général les diverses maladies vénériennes surviennent isolément, mais il est des cas où des malheureux en contractent à la fois *deux* ou même toutes les
trois. Chacune évolue alors pour son compte; c'est là un
fait très particulier à ces affections et qu'on n'observe
pas dans les autres maladies contagieuses, fièvre
typhoïde, variole, scarlatine, rougeole, qui n'évoluent
pas simultanément.

Les maladies vénériennes sont provoquées par la multiplication de microbes particuliers (*fig.* 1 à 4). Le chancre
Origine microbienne. mou est produit par les *strepto-bacilles*
de Ducrey-Unna (*fig.* 1), ordinaire-
ment groupés par file, d'où le nom « strepto ». La blennorrhagie est due aux *gonocoques* de Neisser (*fig.* 2), qui
ressemblent à des sortes de haricots réunis deux à deux
à une courte distance par leurs faces concaves.

Ces deux variétés de bacilles se trouvent dans le pus et dans les cellules de la surface de la muqueuse (blennorrhagie) ou de l'ulcération (chancre mou). Mais tandis que

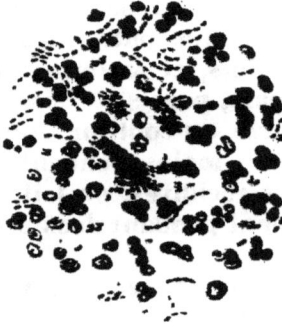

Fig. 1. — Strepto-bacilles de Ducrey-Unna.

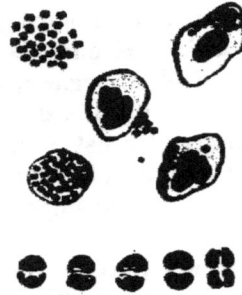

Fig. 2. — Gonocoques.

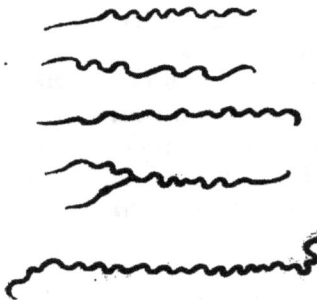

Fig. 3. — Tréponème pâle de Schaudinn.

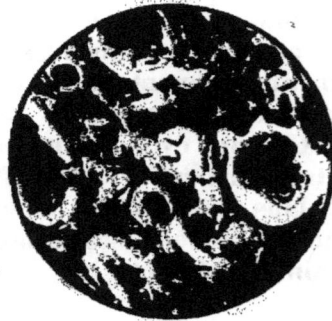

Fig. 4. — Tréponème pâle dans le foie.

le microbe de cette dernière maladie n'a été rencontré que dans les deux localisations du chancre mou, c'est-à-dire dans ce chancre lui-même et dans le bubon voisin, les gonocoques ont été trouvés dans le sang à une grande distance des organes génitaux et peuvent par suite produire des lésions en des points éloignés, comme le genou (arthrite blennorrhagique) et le cœur (endocardite).

Enfin, tout récemment, Schaudinn a découvert un corps spiralé, effilé à ses extrémités, dont une est quelquefois double au stade initial, le *tréponème pâle* [d'abord dénommé *spirochète*] (*fig.* 3 et 4), qui semble bien l'origine de la syphilis, car de nombreux observateurs de tous les pays l'ont trouvé dans les lésions non seulement de la syphilis acquise, mais de la syphilis héréditaire et dans le sang des organes centraux. La figure 4 le montre dans le sang du foie. Le professeur Blanchard remarque, à l'appui de cette opinion, qu'une maladie vénérienne des chevaux, la *dourine*, est causée par un corps spiralé analogue, le *trepanosoma equiperdum*.

Ces microbes sont tous très petits; la taille du bacille du chancre mou, par exemple, varie entre 1 ou 2 millièmes de millimètre. Le tréponème pâle est beaucoup plus long, il peut atteindre deux ou trois fois le diamètre d'un globule blanc dont la longueur est de 9 millièmes de millimètre, mais il est souvent replié sur lui-même. On comprend que suivant l'étendue du domaine où vit chacun de ces microbes et la durée de son existence et de sa multiplicité, la maladie est plus ou moins généralisée.

Ces affections se classent, par suite, dans l'ordre suivant au point de vue de la gravité croissante :

1° Le *chancre mou*, maladie exclusivement *locale* et *temporaire* ;

2° La *blennorrhagie*, maladie *ordinairement locale*, mais pouvant, pendant une période de quelques mois, présenter des manifestations plus ou moins *éloignées* du canal urinaire;

3° La *syphilis*, maladie dont la première lésion est insigniliante, mais qui dès lors est *généralisée* à toute l'économie et dont les lésions sont susceptibles de s'étendre à tous les organes du corps. Ses microbes semblent s'endormir pendant des mois et des années, puis tout à coup se réveillent et produisent alors des altérations des tissus plus intenses que celles du début. Ce fait en apparence anormal est, en somme, analogue à ce qui se produit dans les fièvres intermittentes, dont les accès se reproduisent après l'intervalle quelquefois de plusieurs années et qui sont dues, elles aussi, à l'action de microbes.

Pour la contagion de la blennorrhagie, il semble suffire du contact d'une muqueuse malade avec une muqueuse saine. En fait, dans toutes les affections vénériennes il existe comme porte d'entrée une érosion de la couche la plus superficielle de la muqueuse ou de la peau, mais celle-ci peut être absolument insignifiante : il suffit d'une éraillure à peine visible et qu'a produite le simple frottement d'un poil, le grattage d'un imperceptible bouton, d'une croûtelle d'eczéma, la rupture d'une vésicule d'herpès ou d'acné, les piqûres de puce, de pou, de l'acare de la gale.

Modes d'introduction des microbes.

Les régions où les muqueuses sont recouvertes et adossées à elles-mêmes et par suite humides, étant particulièrement fragiles, sont aussi les plus susceptibles de s'excorier et par suite de laisser pénétrer l'élément contagieux. La suppression du prépuce chez les israélites a pour résultat de diminuer chez eux le nombre des maladies vénériennes.

La pédiculose (multiplication de poux sur le corps), particulièrement la pédiculose du pubis et aussi la gale sont, du reste, si souvent contractées à l'occasion du coucher à deux qu'elles ont été justement considérées comme des affections à rapprocher des maladies vénériennes et appelées quelquefois pour ce fait *paravénériennes*.

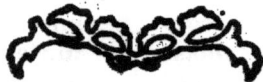

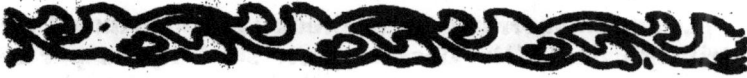

III. — BLENNORRHAGIE

Évolution. La blennorrhagie est une affection de la muqueuse du canal de l'urètre. Elle se contracte par le simple contact d'une muqueuse saine avec une muqueuse malade contenant le gonocoque.

Entre le moment de l'infection et l'apparition des signes, deux à cinq jours se passent, puis le début de la maladie s'annonce par une sensation de chatouillement à l'intérieur du canal, d'où s'écoule bientôt un pus épais, et une sensation de brûlure accompagne le passage de l'urine.

Après quelques semaines l'écoulement devient très liquide, puis diminue progressivement et se tarit, à moins, cas fréquent, que la maladie passant à l'état chronique ne se transforme en *blennorrhée* ou *goutte militaire*, marquée par la persistance de quelques gouttes, souvent même d'une seule goutte, le matin. Sous cette forme l'affection peut s'éterniser des années.

Mode de propagation. C'est particulièrement par la blennorrhée que la maladie se propage, car la douleur oblige à la sagesse pendant la phase aiguë, tandis qu'on n'attache pas d'importance à un écoulement devenu assez insignifiant pour passer même inaperçu, mais qui n'en contient pas moins le gonocoque, élément de la contagion.

Chez la femme, la blennorrhée se produit fréquemment d'emblée et a d'autant plus de chance de ne pas être remarquée que déjà la femme avait des pertes blanches, si habituelles chez les anémiques, et que, l'affection étant localisée habituellement aux organes génitaux proprement dits, et r on au canal de l'urètre, il n'y a pas de douleur en urinant.

2

Le pus blennorrhagique ne produit pas seulement l'uré-
trite qui vient d'être décrite : porté sur les yeux par des
Complication oculaire. doigts ou des linges souillés, les gonocoques qu'il contient sont quel-
quefois la cause, chez le malade ou chez une autre personne, d'une *ophtalmie purulente*, extrêmement grave,
qui peut entraîner la perte totale de la vision, car la maladie se propage souvent d'un œil à l'autre. Il est donc
indispensable de se laver soigneusement les mains après
avoir touché à ce pus dont une infime parcelle suffit
pour amener la contagion.

D'autre part, chez la femme qui accouche alors qu'elle
est atteinte d'une blennorrhagie, le bébé peut être contaminé au passage, et la maladie constitue ainsi l'*ophtalmie
purulente des nouveau-nés;* c'est même une des ori-
gines les plus communes de la cécité de naissance (pl. I,
fig. 1).

Sur 38 000 aveugles qu'il y a en France, *13 000* au
moins, c'est-à-dire plus d'un tiers, doivent à cette cause
la perte de la vision. La maladie n'apparaît que du 3e au
5e jour après la naissance, par un gonflement des paupières qui restent fermées et, si on les écarte, laissent
échapper du pus. Celui-ci s'accroît très rapidement et
devient assez abondant pour être projeté sur le visage de
la personne qui cherche à séparer les paupières et qui, si
elle le reçoit dans ses yeux, est exposée à devenir une
nouvelle victime du mal. La cornée s'ulcère, l'iris s'altère,
fait saillie au dehors avec formation ultérieure de taies
plus ou moins étendues entraînant une cécité quelquefois
partielle, mais le plus ordinairement complète.

Comme traitement préservatif, il est utile de signaler
l'usage des grands lavages des organes maternels avant
les accouchements et la toilette oculaire de l'œil de l'enfant immédiatement après la naissance avec un tampon
d'ouate imbibé d'eau boriquée. Le Dr Valude, médecin des
Quinze-Vingts, a conseillé, chaque fois qu'on peut sus-
pecter l'existence de l'infection, de projeter dans l'œil
du nouveau-né une pincée d'iodoforme.

Pl. I. — LÉSIONS BLENNORRHAGIQUES

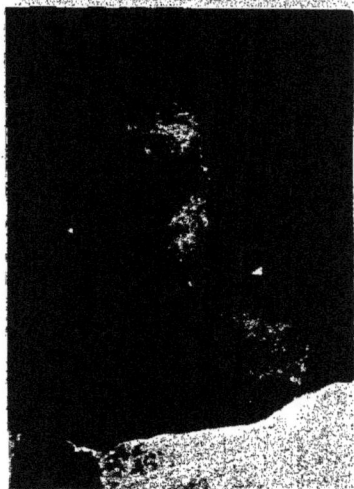

Fig. 1. — **Ophtalmie purulente
blennorrhagique** d'un nouveau-né
ayant produit la cécité par altération de la cornée (taies).

Atlas de MAITLAND RAMSAY. (Maloine, édit.)

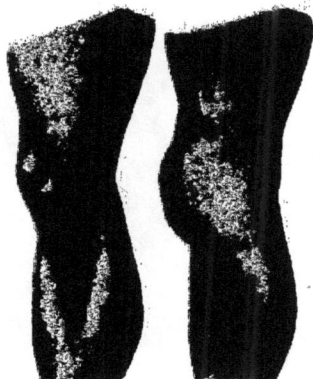

Fig. 2. — **Arthrite blennorrhagique du genou gauche.**

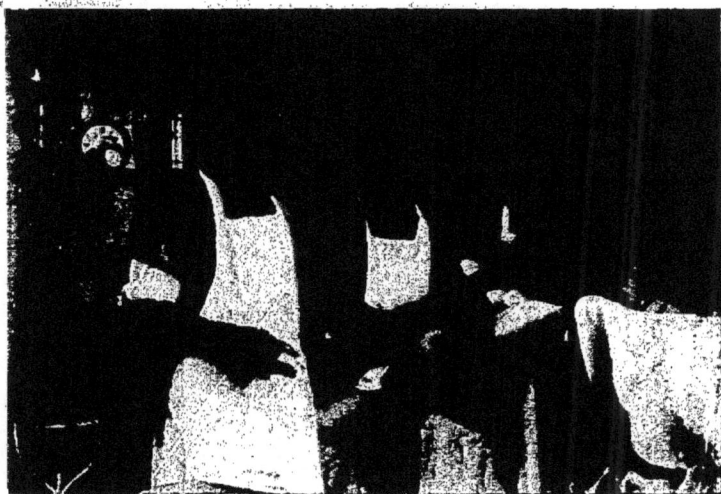

Fig. 3. — **Opération de laparotomie pour une** *salpingite*,
maladie qui peut se produire chez la femme à la suite d'une blennorrhagie.

(Phot. du Dr Verchère.)

Chez l'homme comme chez la femme, il y a quelquefois extension de l'inflammation à la vessie, d'où création

Autres complications com-
munes aux deux sexes.

d'une *cystite* avec envies fréquentes et très pénibles d'uriner.

D'autre part, le gonocoque
voyage dans le sang et il se multiplie en certains points
du corps, loin des organes génitaux. Une jointure, quelquefois plusieurs, peuvent, soit simultanément, soit successivement, être atteintes d'un rhumatisme spécial,
arthrite blennorrhagique, notamment chez les individus
fatigués qui s'exposent au froid humide.

Le genou (pl. 1, *fig.* 2), le coude, dans certains cas
l'articulation de la mâchoire ou celle des doigts, deviennent rouges, gonflés, extrêmement douloureux. La fièvre
est plus ou moins élevée. La maladie, après avoir duré
plusieurs semaines, guérit, ou elle s'éternise et amène
des raideurs, une ankylose qui immobilise le membre
dans une position défectueuse avec déformation plus ou
moins considérable et boiterie consécutive si c'est le
genou qui a été lésé; un traitement très long est alors
nécessaire. Lorsque ce sont les doigts qui sont malades,
il s'ensuit une difficulté d'écrire ou de faire un travail
manuel quelconque.

Dans certains cas il se produit une inflammation de
la bourse séreuse placée sous le calcanéum (douleur du
talon), ou dans les gaines tendineuses des muscles, également très douloureuses. Enfin, on a observé des maladies
du cœur (endocardites) produites par les gonocoques et
des affections de la moelle épinière, heureusement excep-
tionnelles, mais qui ont eu souvent une issue funeste.

L'inflammation chez l'homme peut s'étendre aux
glandes mâles, les testicules, et provoquer une épididy-

Complications spé-
ciales à l'homme.

mite ou *orchite* qui a pour conséquence
la stérilité si elle est double, avec les
tristesses qu'elle entraîne, ou à un or-
gane annexe, la *prostate*, dont les lésions sont pénibles
et longues à guérir. D'autre part, les cicatrices qui sont

la suite de l'inflammation de l'urètre, surtout lorsque celle-ci s'est prolongée longtemps et s'est répétée à plusieurs reprises, amènent, en se rétractant, un *rétrécissement* du calibre du canal avec diminution, puis arrêt complet du jet de l'urine. Il devient alors nécessaire de rétablir le calibre primitif par le passage de bougies progressivement plus volumineuses, chose qui est d'autant plus difficile que le malade a plus tardé à se faire soigner. Les récidives ne sont pas rares et quelquefois se prolongent à une date avancée de la vie avec possibilité de complications graves du côté de la vessie et des reins.

Chez les femmes l'inflammation peut se propager à la matrice, aux trompes, à l'ovaire, et être l'origine de ces
Complications spéciales à la femme. longues maladies — *métrites, salpingites* — qui obligent pendant des mois et des mois à garder la chaise longue ou le lit, avec de grandes souffrances et au grand détriment du bon ordre du ménage. Dans bien des cas les choses ne s'arrêtent pas là et il devient nécessaire de recourir à une grande opération, la laparotomie (pl. I, *fig.* 3), où l'on ouvre le ventre pour supprimer la cause du mal, et dont le résultat est d'enlever toute possibilité de maternité. Il convient de dire, pour ne pas noircir un tableau déjà assez sombre, que les métrites et les salpingites se produisent aussi sous l'action d'autres causes que la blennorrhagie.

Ainsi, cette blennorrhagie que d'aucuns considèrent comme peu de chose, dont les imbéciles sont même fiers
Résumé. comme d'une preuve de virilité, fait vivement souffrir pendant des semaines, s'éternise en assombrissant l'existence et devient la cause d'un état nerveux chronique grave, la neurasthénie. Elle retarde pour tout honnête homme la possibilité du mariage, sous peine de provoquer une maladie très sérieuse chez la future compagne. Elle est susceptible de rendre aveugles

soi et son enfant, de causer des infirmités définitives, de supprimer la paternité et la maternité. C'est donc là une affection dont les conséquences sociales sont importantes puisque deux innocents, la femme et l'enfant, peuvent être associés aux souffrances de celui qui s'est exposé à contracter la maladie.

Que penser, d'autre part, des individus qui, croyant faire les esprits forts, conseillent à leurs amis de « traiter par le mépris » une affection dont les conséquences sont si graves !

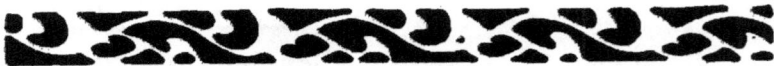

IV. — CHANCRE MOU

Le *chancre simple, chancre mou* ou *chancrelle*, est une maladie exclusivement *locale* et beaucoup moins grave que la blennorrhagie, car ses complications, lorsqu'elles se produisent, ont une durée assez courte.

Mode de propagation.

Dans les hôpitaux civils on en trouve deux pour un chancre syphilitique; dans les hôpitaux militaires les deux maladies sont en quantité à peu près égale; dans la clientèle cette affection est très rare et on ne l'observe guère que chez les très jeunes gens qui se laissent entraîner par des filles de dernier ordre (1). Pourquoi le chancre mou affecte-t-il ainsi une préférence pour certaines classes sociales? C'est que le chancre est une grosse lésion, très apparente, et que les personnes qui le transmettent savent fort bien ce qu'elles font. Aussi les individus soigneux de leur personne ont-ils moins de chance de le contracter que la syphilis.

Le chancre mou est *indéfiniment réinoculable*; aussi est-il assez rare qu'on n'en observe qu'un seul; en général il en existe de trois à six et davantage. Chaque point exulcéré de la peau qui est mise en contact avec un chancre en produit aussitôt un nouveau. Si son siège habituel est les organes génitaux, on le rencontre aussi sur tous les points du corps, où il est apporté par le grattage avec un ongle imbibé du pus chancreux. Les personnes qui soignent un chancre sans précaution sont dans quelques cas contaminées aux doigts (pl. II, *fig.* 2).

Le pus chancreux se conserve assez longtemps soit à l'abri, soit au contact de l'air, et subit certains mélanges sans altération; un linge qui a été en contact avec un

---

(1) 25 pour 100 des filles arrêtées ont des maladies vénériennes.

Pl. II. — LÉSIONS DU CHANCRE MOU

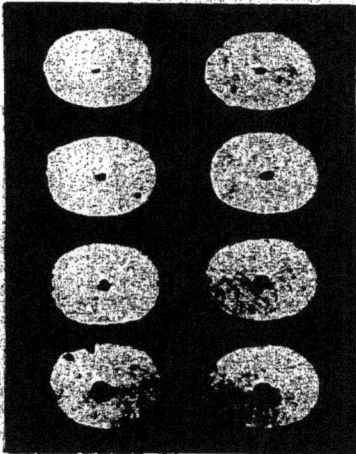

Fig. 1. — Évolution d'un chancre
de 24 heures en 24 heures depuis
l'inoculation.

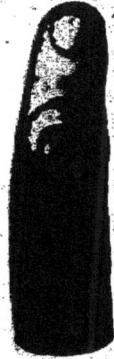

Fig. 2.
Chancre mou
du doigt.

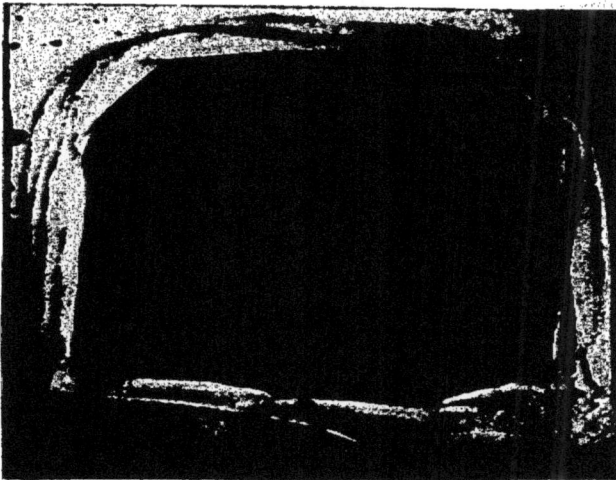

Fig. 3. — Bubons (adénites chancreuses) des deux aines.
(Photographies de M. Massiot.)

chancre est donc en état de provoquer la maladie. La faculté indéfinie de réinoculation fait que des individus de tout âge peuvent en être atteints, un chancre mou antérieur n'immunisant pas comme le chancre syphilitique.

La figure 1 de la planche II montre les différents aspects de la peau de 24 heures en 24 heures après l'inoculation **Evolution.** artificielle du pus chancreux.

« Dès le lendemain ou le surlendemain une inflammation se produit au point piqué : la peau rougit, un liquide séro-purulent soulève l'épiderme, bref, il se forme une vésicule bien visible à l'œil et surtout très distincte à la loupe. Le 3e jour, la sérosité purulente accumulée sous l'épiderme est devenue du pus mieux formé, la base de la vésicule s'est enflammée; on a affaire à une véritable pustule. Le 4e et le 5e jour, la pustule prend un plus grand développement, et soit par l'extension de l'ampoule purulente, soit par l'inflammation et le gonflement de la partie adjacente de la peau, elle acquiert les proportions d'une grosse pustule qui, en se rompant le 5e ou le 6e jour, laisse un *ulcère arrondi profond* à bord taillé à pic, en un mot le chancre. » (Rollet.)

Son fond est jaunâtre, irrégulier, inégal, *sa base molle et souple*, lorsqu'il n'est pas enflammé. Il est très sensible au toucher, mais n'est pas spontanément douloureux.

Lorsque, comme sur le doigt représenté dans la figure 2 de la planche II, la lésion se produit dans les conditions ordinaires, c'est-à-dire à la suite de l'introduction du microbe par une petite écorchure insignifiante, l'ulcération se produit d'emblée. Il en est de même dans le cas le plus habituel de contagion par l'érosion des muqueuses minces des organes génitaux.

Il n'y a pas, on le voit, de période d'incubation, ce qui différencie ce chancre de celui de la syphilis; mais en fait, le malade ne s'en aperçoit ordinairement que lorsque l'ulcération a pris un certain développement, qu'il atteint le diamètre d'une pièce de 20 à 50 centimes, c'est-à-dire vers le 6e au 10e jour.

Le chancre, en général, guérit en 6 à 8 semaines par exhaussement progressif du fond, qui devient rouge et forme une cicatrice indélébile déprimée, rougeâtre, puis blanche.

Dans certains cas il se produit des complications : le chancre, au lieu de rétrograder, peut s'enflammer, et **Complications.** alors il devient dur, ou bien il peut s'étendre d'une façon excessive en largeur et profondeur, *chancre phagédénique.* Ces deux complications, comme la suivante, du reste, sont dues à un traitement défectueux, à une mauvaise constitution, à la malpropreté, à des habitudes vicieuses (alcoolisme).

Beaucoup plus souvent il se produit une inflammation d'un ganglion de l'aine; c'est le *bubon* ou *poulin*, qui est placé du côté du chancre s'il siège d'un seul côté, mais peut se produire dans les deux aines (*fig.* 3, pl. II) si les chancres sont multiples. Cette complication existe dans la proportion d'une fois sur deux chez les individus qui ne se soignent pas ou se soignent mal (cautérisation du chancre au nitrate d'argent par exemple), et qui se fatiguent; chez les personnes qui prennent les précautions utiles, le bubon est beaucoup plus rare. Ces bubons forment tantôt des abcès *simples*, tantôt des abcès *chancreux*, c'est-à-dire contenant le strepto-bacille et capables, par suite, de recréer autour d'eux d'autres chancres et de subir l'extension phagédénique, c'est-à-dire une ulcération large et profonde mettant à nu les muscles.

Généralement ils apparaissent trois semaines ou un mois après le chancre, quelquefois dans les 8 ou 15 premiers jours. Après une dizaine de jours, pendant lesquels la douleur est assez vive pour empêcher la marche, l'abcès s'ouvre spontanément et il s'en écoule du pus.

Lorsque le bubon ne suppure pas, il se guérit en 10 à 18 jours; dans le cas contraire, il se prolonge un ou deux mois. Le *traitement* a pour but : 1° de détruire le bacille, ce qui supprime la possibilité de réinoculation du chancre autour de lui; 2° de guérir la plaie.

V. — SYPHILIS

La syphilis (vulgairement *vérole* ou *grande vérole*) est de beaucoup la plus grave des affections vénériennes.

Caractère général de l'infection. Les deux autres sont des maladies *locales* et *transitoires*, tandis que celle-ci est une affection *générale* et *chronique* dont les manifestations peuvent se produire dans *tous les tissus* de l'organisme et durant *toute la vie*. La conséquence est que l'infection est *définitive;* aussi les récidives n'existent pas, la syphilis n'est pas réinoculable à l'individu qui en a été atteint. Ce fait s'explique lorsque l'on sait que le microbe spécifique de la maladie (voy. *fig.* 3 et 4, p. 14) n'existe pas seulement dans le pus comme les microbes du chancre mou, mais circule dans le sang et a été constaté dans des organes centraux, comme le poumon et le foie. Les parasites en question fourmillent dans certaines parties de la peau, où ils provoquent les éruptions caractéristiques, et dans les parois des artères, dont ils amènent l'inflammation (artérite).

En général la syphilis procède par *poussées* séparées à des intervalles de durée variable, des mois. de nombreuses années, d'où le classement en accidents *primitifs, secondaires, tertiaires;* cette **Évolution des accidents.** marche de la maladie est celle de la syphilis *normale*. Dans certains cas, au contraire, les manifestations de la maladie se succèdent sans interruption; cette forme, où les accidents évoluent avec une rapidité extrême, est dite *syphilis maligne précoce;* elle est heureusement rare.

Le long espace de temps qui s'écoule d'ordinaire, dans la syphilis normale, entre les accidents secondaires et tertiaires fait souvent oublier l'existence de l'ancienne maladie, et c'est là un danger, car les lésions tertiaires présentent quelquefois des signes qui ne sont pas spéciaux à la syphilis, bien que provoqués par elle, et guérissables seulement par la médication qui lui est particulière. Le médecin non averti étant exposé à se tromper sur l'origine du mal et ne pas faire le nécessaire, il convient d'avoir soin de toujours le renseigner à ce sujet.

La syphilis est transmissible : 1° par contagion directe, *syphilis acquise;* 2° par contagion indirecte, *syphilis conceptionnelle;* 3° par hérédité, *syphilis héréditaire.*

I. — SYPHILIS ACQUISE

Le germe contagieux, le *tréponème pâle,* existe dans les sécrétions des lésions primitives et secondaires et dans le sang au moment où ces accidents **Formes de** sont constatables, ainsi que le prouvent des **transmission.** expériences et les cas d'inoculation de la syphilis par la vaccination de bras à bras. La transmission peut-elle s'opérer en dehors de la période des accidents et par les lésions dites *tertiaires?* La question n'est pas résolue; il y aurait contagion seulement lorsque les lésions tertiaires se produisent très hâtivement, comme dans les formes à marche très rapide de la *syphilis maligne précoce* (1).

Plus tard, il se peut que le virus s'est atténué, que la toxine du microbe ne puisse plus transmettre que la forme héréditaire de la syphilis, mais non l'accident primitif. Puis cette possibilité de transmission disparaît, elle aussi.

La période secondaire est celle où les dangers de contagion sont au maximum; celle-ci se fait alors à la

(1) Extrait de l'ouvrage de l'auteur *Pour soigner les maladies vénériennes et urinaires.* (Schleicher, éditeur.)

Pl. III. — LÉSIONS PRIMITIVES DE LA SYPHILIS

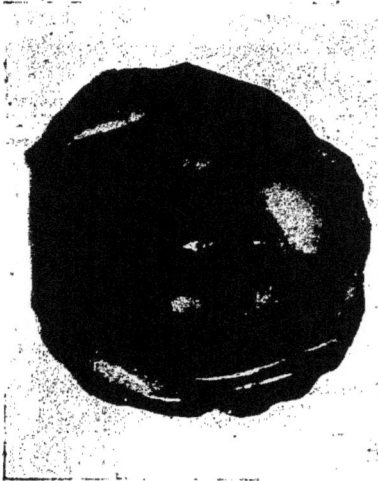

Fig. 1. — Chancre de la muqueuse
de la lèvre inférieure.

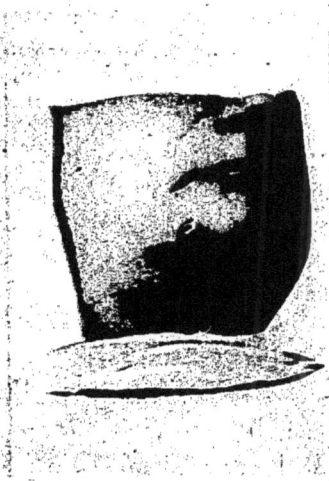

Fig. 2. — Chancre de la peau
du menton.

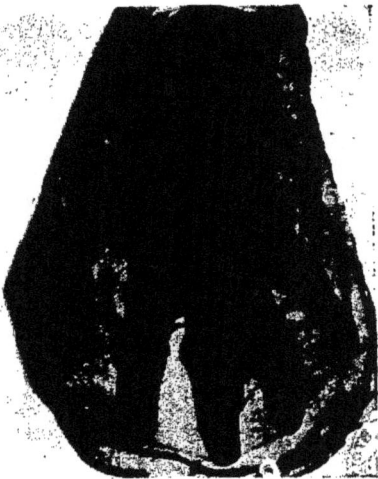

Fig. 3. — Chancre de la peau
des doigts.

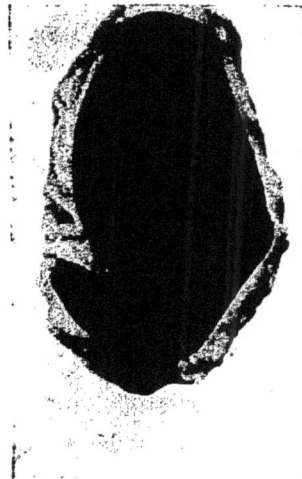

Fig. 4. — Chancre de la peau
du pouce.

(Photographies de M. Massiot.

fois par les organes génitaux et par la bouche (chancre,
syphilides muqueuses). Elle est aussi celle où l'influence
héréditaire atteint à la fois son maximum de fréquence
et de perniciosité, étant particulièrement meurtrière à
ce moment pour l'enfant. Que la lésion de l'individu
contagionnant soit primitive ou secondaire, la manifestation qui apparait chez le contagionné est toujours
un accident primaire, un *chancre*. La transmission
s'opère ordinairement par contact immédiat, et le plus
souvent (90 p. 100) dans un rapport vénérien. Pour les
dix autres cas le mode le plus fréquent est le baiser. La
figure 1 de la pl. III, p. 31, montre deux chancres de la
lèvre; la figure 1 de la pl. VI, p. 51, une syphilide muqueuse de la lèvre et de la langue; ce sont les deux
lésions qui, en dehors des rapports vénériens, produisent
dans la généralité des cas la transmission de la syphilis.
Remarquons que pour permettre de les bien voir, on a
choisi des exemples où la lésion est très nette; mais au
début et à la fin de leur évolution ces lésions sont très
minimes, ressemblent à de simples écorchures. Là justement est le danger, les personnes qui en sont atteintes
pouvant quelquefois même ignorer qu'elles les portent,
car elles sont peu ou pas douloureuses.

La contagion s'opère d'ordinaire par contact direct;
en voici quelques exemples (1) :

Un grand dîner a eu lieu dans une maison. Il est
9 heures et les enfants ont grand'peine à ne pas s'endormir; sur un signe de leur mère ils se
Contagion par lèvent et font le tour de la table, embras-
contact direct. sant chacun et embrassés par tous. Il y a
là douze, seize personnes, dont beaucoup sont des
inconnus, n'importe : ce petit devoir doit être rempli,

_____

(1) Ces exemples sont empruntés à un livre que l'auteur publiait en
1886 et où il a été le précurseur de la campagne actuelle, *Des moyens
de se préserver des maladies épidémiques, contagieuses et parasi-
taires.* (Doin, éditeur.)

et ils l'accomplissent en conscience. Qu'une des lèvres
d'un des convives soit couverte de quelque plaque
muqueuse imperceptible et la syphilis peut être contractée.

Un de nos clients, auquel nous avions interdit toute
manifestation de ce genre, nous a raconté la persé-
cution dont il était l'objet de la part d'une de ses
sœurs, à cause de sa froideur apparente pour son enfant. — « Vous ne l'aimez donc pas, que vous ne voulez
jamais l'embrasser? »

Avant la Révolution on se donnait l'accolade à tout
propos et souvent sur les lèvres mêmes. Nous voyons,
dans le *Misanthrope*, Philinte embrasser Oronte qu'il
connaît à peine. C'était là, sans nul doute, une des
causes de la multiplication de la maladie à cette époque.
Dans certains pays, aux États-Unis notamment, cette
malheureuse coutume est encore très en vigueur, et il
nous est arrivé fréquemment de voir de jeunes misses
embrasser sur les lèvres des parents éloignés. En Russie,
le jour de Pâques, on s'embrasse ainsi même entre
inconnus. Rien n'est plus ordinaire que d'entendre des
mères engager leurs enfants à embrasser des petits
camarades qu'ils ont rencontrés deux ou trois fois sur
une plage ou à la promenade.

Nous invitons, au contraire, les parents à habituer
leurs fils et leurs filles à garder la plus grande réserve
à l'égard non seulement des étrangers, mais aussi des
amis et même des membres de la famille. Le shake-hand
anglais, la poignée de main, doit remplacer une pratique
aussi dangereuse.

On évitera en outre d'appliquer les lèvres sur les
boutons qui se produisent sur le visage ou les mains de
l'enfant sous prétexte de « guérir le bobo ». Celui-ci, en
effet, peut n'être autre qu'un chancre contracté comme
nous venons de le voir ou dans une des circonstances
qui vont être indiquées.

Pour la même raison on empêchera le petit être de
confier une blessure de ses doigts aux lèvres d'une

personne qui voudrait ainsi arrêter l'hémorragie (*fig.* 3
et 4 de la pl. III, p. 31).

Chez les israélites, la succion qui suit l'opération de
la circoncision a, dans quelques cas, transmis la maladie
à l'enfant par les lèvres de l'opérateur ou au contraire à
celui-ci par la blessure de l'enfant.

Voici un exemple où la contagion s'est faite par la
salive. Un jeune garçon a une tache quelconque sur un
point de son visage : une amie obligeante prend aussitôt
un peu de sa propre salive sur un coin de mouchoir et
en frotte consciencieusement l'endroit sali. Quelques
semaines après, un chancre apparaît ; cette amabilité a
coûté cher...

Si une personne, en examinant la gorge d'un syphilitique, a reçu de la salive sur la figure ou dans les yeux,
elle devra s'empresser de les laver à grande eau.

Les morsures peuvent être également dangereuses, et
il est nécessaire de nettoyer aussitôt la partie lésée.

Les cas de transmission suivants sont plus rares, mais
doivent cependant être notés. Un ami est resté trop
tard pour prendre le train, on lui offre de partager le lit
d'une des personnes de la maison. Il accepte : un contact fortuit d'une partie excoriée d'une jambe ou d'une
partie quelconque du corps avec le pus du chancre ou
des plaques muqueuses de son compagnon a suffi : la
transmission est faite.

Quelquefois c'est un enfant qui accourt tout joyeux
pour réveiller un parent et que celui-ci garde un moment dans son lit, ou bien une petite fille à laquelle on
permet de passer quelques moments dans la couche de
la bonne, fort éloignée elle-même de croire un malheur
possible.

Les figures 3 et 4 de la pl. III, p. 31, montrent des chancres des doigts et du pouce : ce sont là des lésions qui
atteignent les personnes (médecins, sages-femmes) qui,
ayant à ce moment une écorchure aux doigts, pansent
des malades syphilitiques sans prendre les précautions
nécessaires.

La contagion peut se faire longtemps après la souillure de l'objet qui sert d'intermédiaire, le virus étant doué d'une grande vitalité.

Contagion par contact indirect. *Objets de table.* — Les verres sont le véhicule le plus habituel de l'infection, et des fiancés ont certainement acquis une syphilis avant le mariage en cherchant à connaître la pensée l'un de l'autre.

Inutile d'insister sur les dangers que présentent les gobelets de fontaine Wallace, les verres de restaurants, de soirées et surtout des bals officiels. Il nous est arrivé de voir ainsi une coupe à champagne passer, sans avoir été rincée, sur les lèvres de cinq individus différents dont un au moins nous était connu comme possesseur de plaques muqueuses de la bouche. Nous profitons de cette occasion pour appeler l'attention des pasteurs de l'Église réformée sur les inconvénients de la communion sous les deux espèces telle qu'elle est pratiquée actuellement. Dans la cérémonie de Pâques, deux à trois cents personnes touchent de leurs lèvres le vase rempli de vin; qu'une seule ait des ulcérations contagieuses, et un immense désastre peut se produire. Le fait est d'autant moins improbable qu'il existe dans la science des exemples de transmission par le saint ciboire qui sert tous les jours pendant la messe, mais dont l'usage est réservé exclusivement aux ecclésiastiques. Le baiser sur la patène ou sur le crucifix le jour du vendredi saint offre les mêmes dangers.

Les cuillères et les fourchettes peuvent également être infectées. Si une cuisinière, avant de servir, goûte son potage avec un des couverts placés sur la table, le plus souvent elle se contentera de le remettre où elle l'a pris, sans se croire forcée de le laver. Il faut donc prendre l'habitude d'essuyer soi-même ses ustensiles de table avant de les employer, surtout dans les restaurants. On s'apercevra, du reste, bientôt qu'au seul point de vue de la propreté cette petite pratique était loin d'être inutile.

Dans les bals on s'efforcera de conserver dans un coin quelconque le verre dont on se sera emparé au début.

Pl. IV. — LÉSIONS PRIMITIVES DE LA SYPHILIS

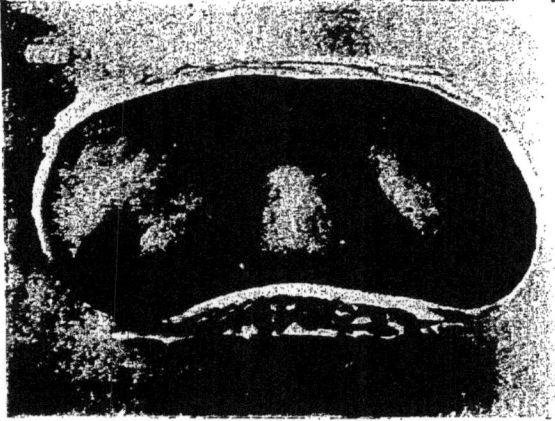

Fig. 1. — Chancres phagédéniques de la muqueuse
et de la peau des seins d'une nourrice.

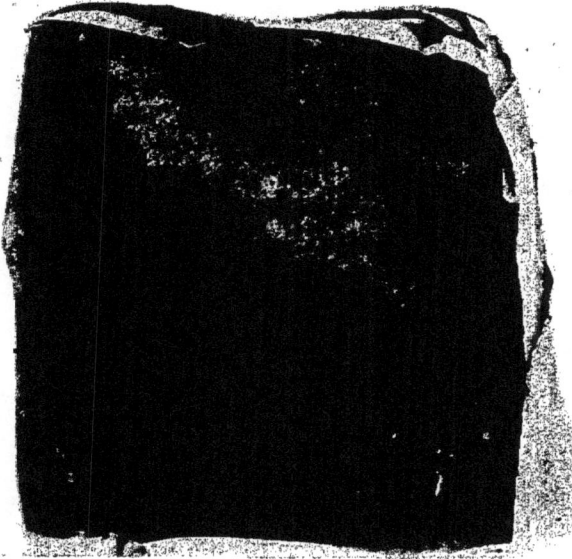

Fig. 2. — Chancre par tatouage de la peau
(partie supérieure de la poitrine).

(Photographies de M. Massiot.)

Objets de toilette. — Les éponges, les brosses à dents,
les canules des irrigateurs, conservent le virus : ils devront donc être rigoureusement personnels.

Objets de bureau (coupe-papier, porte-plume, crayon).
— On sait combien il est fréquent de voir des personnes
sucer, mordiller, mâchonner inconsciemment toutes ces
choses en travaillant.

Le professeur Leloir (de Lille) cite le cas d'un de ses
malades qui s'était contaminé avec une colle à bouche
dont un commis atteint de syphilides buccales s'était
servi à son insu.

D'autre part, une de nos clientes nous a raconté le fait
fort instructif qu'on va lire : Une jeune fille, voulant
prendre une note dans un des grands magasins de nou-
veautés de Paris, demande à un employé de lui prêter un
crayon qu'il portait fréquemment à sa bouche pour qu'il
marquât davantage et, machinalement, elle fait comme
lui. Six semaines après, le médecin appelé pour traiter
« le bouton » qui venait de lui naître à la lèvre recon-
naît un chancre. Le père est d'abord soupçonné et soigneusement examiné; naturellement il n'avait rien. Enfin
on se souvient de l'incident, et le jeune homme retrouvé
et interrogé avoue qu'il avait à cette époque des plaques
muqueuses à la langue.

Moralité : Ne jamais approcher des lèvres les objets
appartenant à d'autres.

Friandises. — Le Dr Hardy, l'éminent professeur de
clinique de Paris, a cité le fait d'une contamination par
une dragée qui avait passé de bouche en bouche.

Pipe, porte-cigarettes. — Un ami qui cache soigneusement sa maladie, ou qui ignore avoir en ce moment des
plaques muqueuses, prête un de ces ustensiles de fumeur.
On l'accepte et on s'en sert sans défiance : la syphilis est
transmise.

Le siège des cabinets d'aisance souillé involontaire-
ment est quelquefois la cause d'une contagion. Nous
ne saurions donc trop engager ceux qui nous lisent à ne
jamais s'asseoir dans les cabinets sans prendre certaines

précautions ; le mieux, du reste, serait de ne s'y asseoir
jamais et de s'accroupir simplement, comme le font beaucoup d'hommes. Que le luxe du local ne les illusionne
pas, et qu'ils se gardent d'oublier combien les domes-
tiques sont souvent sujets à caution! On peut, du reste,
y recueillir des poux de corps et plus spécialement des
poux du pubis, qui, nous l'avons dit, page 16, sont une
maladie *paravénérienne*.

Coiffeurs et barbiers. — La figure 2 de la pl. III, p. 31,
montre un chancre de la joue contracté à la suite de
l'infection par un rasoir. Le barbier n'a pas nettoyé son
instrument souillé par une lésion humide syphilitique du
client précédent et il a transmis la maladie. Ce n'est pas,
du reste, la seule affection qu'on peut contracter dans
les salons des coiffeurs; la transmission des *teignes* n'a
généralement pas d'autre origine. On comprend, d'après
cela, le danger du *rasoir*, des ciseaux communs à tous.
Il importe donc de ne se servir que d'instruments absolument personnels.

Linges. — Les draps dans lesquels a couché un syphilitique, les toiles avec lesquelles il s'est pansé et qui ont
été souillées sont très dangereux. Le syphilitique doit
envelopper toute partie suintante avec un linge qu'il brû-
lera ensuite.

Tatouage. — La figure 2 de la pl. IV, p. 37, montre au
niveau de la partie supérieure de la poignée de l'arme
tracée sur la poitrine un chancre contracté dans l'exécu-
tion d'un tatouage. L'opérateur, qui avait des lésions
syphilitiques de la bouche, se servait de sa salive pour
délayer l'encre de Chine qu'il employait, et gardait entre
ses dents l'aiguille qui lui servait à tracer son dessin; de
plus, il crachait à plusieurs reprises sur le tracé, afin de
mieux distinguer les points à piquer. Il a inoculé ainsi
sa maladie à son client.

Instruments de travail et de musique. — Pendant très
longtemps la syphilis se répandait parmi les ouvriers
verriers forcés d'appliquer successivement leurs lèvres
aux mêmes tubes de soufflage. Aujourd'hui une surveil-

lance mutuelle a mis fin à ce mode de transmission. Des joueurs de flûte se sont trouvés dans le même cas.

La contagion par les nourrices n'est pas rare, soit que la nourrice ait été infectée par son mari et présente un

Contagion par les nourrices et les nourrissons. chancre ou des syphilides muqueuses, soit qu'elle ait été infectée par un nourrisson antérieur qui a produit un chancre du sein. Les chancres que l'on voit sur la figure 4 de la pl. IV, p. 37, sont beaucoup plus volumineux que les chancres habituels du sein. Ce sont des chancres *phagédéniques*, c'est-à-dire très étendus en largeur et en profondeur.

Le mot « phagédénique » vient, en effet, de deux mots grecs : *phagein*, manger, et *adèn*, à satiété, et il exprime le caractère spécial de plaies à tendance indéfiniment extensive et destructive qui sont en outre très rebelles au traitement. L'alcoolisme, le surmenage et la débauche ont une grande influence sur la genèse de cette terrible complication.

La contamination par les nourrissons a amené de véritables épidémies dans certaines localités. C'est ainsi qu'à Capistrello (Italie), ville de 3000 habitants, 300 personnes furent contaminées. On comprend, du reste, facilement que les enfants à la mamelle soient les derniers à être suspectés.

Contagion par contact direct. — Deux nourrices ont l'habitude de se retrouver sur le banc d'un jardin public : un jour l'une, par complaisance, donne le sein à l'enfant de sa voisine; elle a bien une petite ulcération au sein, mais quoi! c'est une « crevasse »; ni elle ni son amie ne s'en préoccupent. Un mois après, l'enfant a un chancre à la lèvre. Qui se souvient de l'incident? Le médecin lui-même, certain de la bonne santé des parents et de la nourrice, hésite avant de conclure, et n'interrompt pas l'allaitement. Quelques jours après, la nourrice est à son tour contagionnée. Parfois cela ne s'arrête pas là et la maladie est transmise aux parents et aux amis. Ne voyons-nous pas souvent, ainsi que nous l'avons dit plus haut, des mères embrasser le bouton de leurs enfants pour les en guérir?

Dans le peuple la chose se passe encore plus simplement. Les femmes, obligées de quitter leur nourrisson pour se rendre au travail, le confient à une amie (qu'elles connaissent quelquefois depuis deux jours), qui se charge de lui faire prendre patience en lui donnant son propre sein, le tout à charge de revanche. C'est ce que notre maître le professeur Fournier appelle « le sein banal ».

Dans d'autres cas, ce sont deux petits enfants à la mamelle qu'on a fait gentiment s'embrasser. Le petit ami avait bien quelque chose à la lèvre, mais la malheureuse mère a vu le sein de la nourrice qui est intact. Que dis-je? cette personne est une de ses connaissances dont elle est parfaitement sûre et qui ignore elle-même que son enfant a la syphilis. Comment le saurait-elle? Jamais elle ... en elle-même le plus petit bouton. C'est ici le lie ... de faire connaître une loi qui éclaire ce point d'une faç... complète :

1° *Une femme mariée à un homme atteint de syphilis peut avoir un enfant affecté de cette maladie sans en offrir elle-même aucun signe ;*

2° *Cette femme est à l'abri de tou... contagion de la part de son enfant si elle l'allaite, bien que celui-ci, par les plaques muqueuses de ses lèvres, puisse syphiliser toute autre personne.*

Le mari n'a pu donner sa maladie à sa femme parce qu'il n'avait plus ni chancre ni plaques muqueuses; mais, comme il était encore en puissance de syphilis, son enfant est né syphilitique et la mère a été en quelque sorte vaccinée par la présence de cet être dans sa matrice. Un nourrisson sain, passant en peu de temps de la mamelle d'une nourrice atteinte de syphilides du mamelon à la mamelle d'une nourrice saine, peut transporter le virus recueilli sur la première nourrice sur le mamelon de la deuxième, et lui donner la syphilis sans être infecté lui-même, si son épiderme est intact. (Leloir.)

La syphilis peut encore se propager par une nourrice chez laquelle le chancre n'apparaît que plusieurs jours après le commencement de l'allaitement. En effet, la période qui sépare le jour de l'inoculation de l'apparition des premiers accidents est au minimum de quatre semaines. Or plusieurs circonstances ont pu se produire : 1° elle a été la nourrice d'un enfant syphilitique mort au bout de quelques jours et dont elle ignorait ou non la maladie; 2° elle a eu connaissance de l'affection, mais, s'étant empressée d'abandonner le petit bébé syphilitique, elle ne se croit pas atteinte, et n'en avait, en effet, jusqu'ici aucun signe; 3° son premier nourrisson était sain, mais avant d'entrer en place, pour entretenir son lait elle s'est fait téter par un nourrisson syphilitique; 4° son mari l'a infectée depuis lors.

Dans certaines régions, notamment dans le Nord, il existe des femmes qui se chargent spécialement de faire les bouts de sein aux mères dont le mamelon n'est pas assez développé. Des infections ont pu ainsi se produire par suite de la maladie de l'opératrice.

Contagion par contact indirect. — Des enfants ont contracté un chancre en se servant du hochet (pièce en os ou en ivoire qu'ils s'amusent à sucer) appartenant à un petit syphilitique. Il peut en être de même de jouets quelconques qu'ils portent à leurs lèvres. Mais les cas les plus fréquents de transmission indirecte doivent être rapportés à l'usage d'un biberon qu'un syphilitique avait amorcé. Inversement, des enfants ont pu infecter par ce moyen des parents ou des amis qui avaient voulu leur rendre ce petit service.

Enfin, on peut incriminer l'écoulement provenant d'un rhume de cerveau chez un enfant syphilitique à la mamelle, d'où l'indication de ne pas se servir pour d'autres des linges ou mouchoirs employés pour un nourrisson.

Tout ce qui appartient à l'enfant doit lui être personnel et ne jamais être prêté à d'autres. L'égoïsme individuel peut seul ici assurer le salut.

Quelles sont les mesures à prendre contre de tels dangers?

1° Ne se fier à aucun certificat, même venant des meilleurs amis, et ne jamais accepter une nourrice avant

Précautions à prendre. qu'elle ait été examinée par le médecin de la famille. La sage-femme est tout à fait incompétente;

2° Ne pas accepter toute femme qui se refusera à un examen absolument complet. (Que de nourrices entrent dans les familles à la faveur de leur teint rose et de leurs dents superbes!);

3° Surveiller et faire surveiller par le médecin toutes les ulcérations du sein. Le lait d'une femme syphilitique ne donne pas la syphilis, mais la moindre écorchure peut la donner;

4° Se garder de donner le sein à un enfant étranger et défendre rigoureusement aux nourrices d'allaiter d'autres enfants ou de prêter le leur à leurs amies, en les avertissant du péril pour le nourrisson et pour elles-mêmes;

5° Empêcher les nourrices de voir leurs maris, non pas seulement de peur que « le lait ne passe », mais aussi par crainte d'une contagion possible;

6° Si la nourrice a interrompu par suite de mort ou d'une cause quelconque l'allaitement d'un autre enfant, s'instruire de la maladie à laquelle celui-ci a succombé et aller se renseigner auprès de la mère. En cas de doute, refuser la nourrice sans hésitation, eût-elle de bons certificats pour des places antérieures.

I. — ACCIDENT PRIMITIF

L'accident primitif, le *chancre syphilitique*, a son siège le plus habituel sur les parties génitales, mais il appa-

Description. rait, nous l'avons vu dans les figures des pl. III, p. 31, et IV, p. 37, sur un point quelconque du corps, à condition qu'une excoriation de l'épiderme permette l'infection. Il n'apparaît pas immédiate-

ment après celle-ci, mais seulement après 18 à 25 jours
en moyenne, quelquefois même 6 semaines et 2 mois. Il
est en général *unique*, n'étant pas réinoculable comme
le chancre mou, mais peut aussi être double et même,
exceptionnellement, multiple (*fig.* 3 de la pl. III, p. 31,
et *fig.* 1 de la pl. IV, p. 37); autrefois on faisait de l'uni-
cité un des caractères de la syphilis, mais c'était une
erreur : lorsque les tréponèmes pâles pénètrent *au même
moment* par deux excoriations, il se produit un chancre
sur chacune d'elles. D'abord il a l'apparence d'un bouton
rouge qui s'ulcère ou plutôt s'érode légèrement en formant une cupule peu déprimée, arrondie, à bords non
décollés, à coloration rouge foncé, peu douloureuse et
dont la sécrétion est peu abondante. Sa grandeur ne
dépasse guère celle d'une pièce de 50 centimes, souvent
même de 20 centimes. Sa base, si on la prend entre
deux doigts, est très dure; d'où son nom de chancre
induré, qui le distingue du chancre mou. La cicatrisa-
tion se produit assez rapidement et la durée normale
ne dépasse pas d'ordinaire 6 semaines.

Dès l'apparition du chancre on constate qu'il existe
dans l'aine, des deux côtés, de petites boules dures; ce
sont les *ganglions lymphatiques* qui sont gonflés, indurés,
mais non douloureux et ne suppurent pas. Cet état per-
siste 3 ou 4 mois. Si le chancre siège en un autre point
du corps, l'induration frappe les ganglions correspon-
dant à la lésion : au cou si le chancre est à la bouche
(lèvres, langue), à l'aisselle s'il siège au sein.

2. — ACCIDENTS SECONDAIRES

Les accidents secondaires ne se produisent, en général,
que 6 ou 7 semaines après la venue du chancre. Pendant
Époque d'apparition. cet intervalle l'individu est souvent
indemne de troubles quelconques;
tantôt, au contraire, il est fatigué, sans goût au travail,
un peu fiévreux, sujet à l'insomnie, à des névralgies. Puis
apparaissent des éruptions sur la *peau* et les *muqueuses*.

Les manifestations secondaires sur la peau ont pour
caractères communs d'évoluer lentement, pendant des
mois. Les lésions éruptives sont rouge
Caractères communs. foncé, superficielles, multiples, dispo-
sées en cercle ou demi-cercle, dispersées un peu partout
sur le corps avec prédilection cependant pour les points
où la peau est adossée à elle-même. Elles ne sont pas
douloureuses et entrainent même peu de démangeaison.

L'éruption la plus commune est la *roséole*. Elle apparait vers le 45e jour et se présente sous forme de taches
sans saillie, de la grandeur d'une len-
Roséole et papules. tille à celle d'une pièce de 20 centimes,
rougeâtres, semées au hasard sur la poitrine, le ventre,
le dos, et y persistant un ou deux mois. Cette éruption
est en général trop pâle pour venir en photographie ; mais
il n'en est pas de même des syphilides *papulo-squameuses*
(*fig.* 1, pl. V), qui sont également très fréquentes et se
prolongent souvent pendant un ou deux ans, disparais-
sant pour reparaître ensuite après des intervalles de
durée variables. Ce sont des élevures solides, résistantes,
régulièrement arrondies, de la largeur d'une grosse len-
tille, rouge foncé, lisses. Elles siègent de préférence sur
le tronc, le front (couronne de Vénus), la nuque, les
épaules, les plis de flexion, mais peuvent se rencontrer
partout. Elles apparaissent, vers le début de la période
secondaire, en poussées successives pendant quinze
jours, et leur évolution dure deux mois. Après un certain
temps l'épiderme se fendille sur toute la surface de la
papule ou en forme de collerette à la circonférence. Puis
celle-ci est remplacée par une tache brunâtre, qui disparaît à son tour sans laisser de traces. Les récidives
sont fréquentes.

Quelquefois il s'y ajoute des pustules et des croûtes.

Dans certains cas les papules sont très volumineuses;
elles prennent alors le nom de *papules hypertrophiques*
(*fig.* 2, pl. V) et sont particulièrement ennuyeuses lorsqu'elles siègent à la face.

Pl. V. — LÉSIONS SECONDAIRES DE LA SYPHILIS

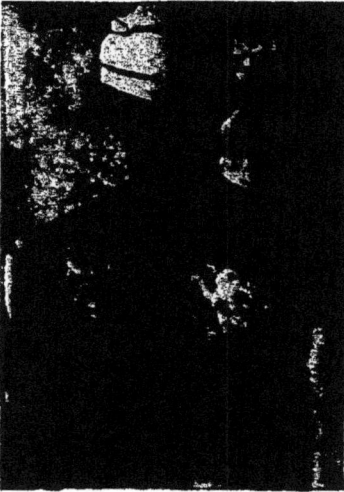

Fig. 1. — Syphilides papulo-
squameuses du dos.

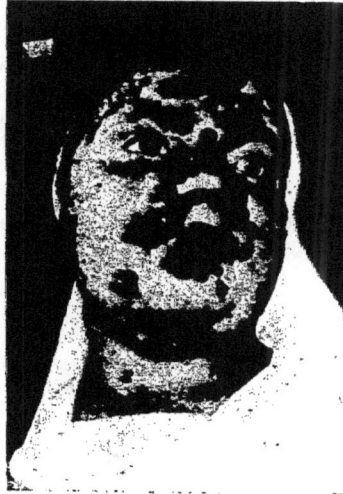

Fig. 2. — Syphilides papulo-hyper-
trophiques de la face.

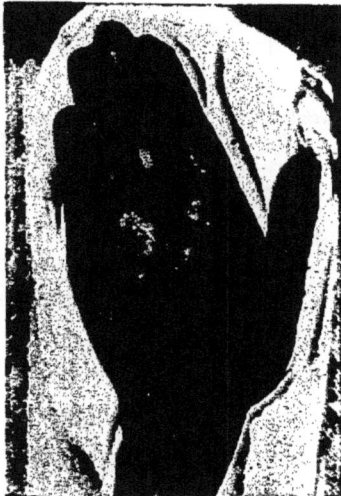

Fig. 3. — Syphilides
psorissiformes de la main

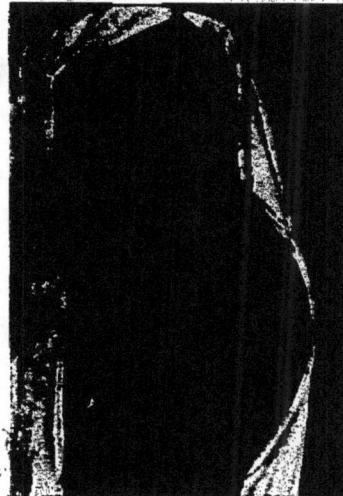

Fig. 4. — Syphilides psorissiformes
du tronc et de la hanche.

(Photographies de M. Massiot.

A la main et au pied, les papules, abritées sous un épiderme épais, n'apparaissent souvent que 4 à 5 mois

Syphilides psoriasiformes. après le chancre, quelquefois même beaucoup plus tard. Elles sont pâles et ont des dimensions très variables (tête d'épingle à petit pois). Elles sont gênantes, sinon douloureuses, lorsqu'elles siègent au niveau des articulations. Les lésions sont ordinairement symétriques aux mains et aux pieds. L'épiderme (*fig. 3, pl. V*) se desquame par lambeaux, d'où le nom de *papules psoriasiformes*, surtout épais à la plante du pied. Il arrive que des crevasses se produisent; elles s'éternisent et deviennent ainsi très pénibles pour les travailleurs. Il est beaucoup plus rare d'observer des éruptions psoriasiformes sur d'autres points du corps. La figure 4, pl. V, en montre sur le bassin et la cuisse.

Les *syphilides pigmentaires* (*fig. 2, pl. VI, p. 51*) sont caractérisées par de simples taches grisâtres (ton de

Syphilides pigmentaires du cou. crasse) formant des îlots plus ou moins arrondis ou ovalaires qui, réunis aux autres, constituent une sorte de résille à larges mailles entourant des parties de peau indemnes. Elles apparaissent vers le 6° mois, siègent au cou (collier de Vénus), particulièrement chez les jeunes femmes et les hommes blonds et, du reste, ne sont pas absolument caractéristiques de la syphilis et résistent à son traitement.

Les *syphilides ulcéreuses* des muqueuses (*plaques muqueuses*) se présentent sous deux formes : tantôt elles

Plaques muqueuses. sont constituées par de simples érosions superficielles, tantôt exhaussées en pastilles. Elles sont en général très petites, ne dépassent pas le diamètre d'une pièce de 50 centimes et sécrètent un liquide jaune rosé. D'abord couvertes d'une couche blanchâtre, elles forment ensuite des plaques brillantes couleur chair.

4

Leur nombre est variable, 6 à 30; elles se réunissent quelquefois les unes aux autres et forment alors une nappe continue.

Elles peuvent siéger sur toutes les muqueuses et sont, plus fréquemment même que le chancre, l'origine de la contagion.

La figure 1, pl. VI, p. 51, présente des syphilides muqueuses de la langue et des lèvres. C'est là une localisation commune, ainsi que sur les joues, les piliers du gosier, le palais et les amygdales. A peu près indolentes lorsqu'elles sont isolées, en sorte que les malades peuvent les ignorer, elles deviennent douloureuses lorsqu'elles siègent sur des points exposés à des tiraillements (lèvres, base de la langue) et qu'elles sont irritées par des chicots dentaires, les boissons alcooliques, la fumée de tabac. Dans certains cas elles gênent la mastication; lorsqu'elles sont très nombreuses à l'isthme du gosier, elles provoquent un gonflement des amygdales qui donne à la voix un timbre nasillard. Elles doivent être soignées très attentivement par le malade, qui devra tout d'abord cesser de fumer.

Autres accidents secondaires. La phase secondaire peut être marquée par des altérations des ongles (onyxis), par des douleurs osseuses, spécialement à la tête, par des douleurs articulaires ou musculaires avec amaigrissement, par des maladies du testicule (orchite) ou des oreilles, avec surdité temporaire ou définitive.

La chute des cheveux est assez fréquente, mais elle se produit sous forme de petits îlots vides, de *clairières* ; elle ne frappe pas de larges surfaces comme les teignes. Contrairement à un préjugé populaire, elle est indépendante du traitement mercuriel et on l'observe très souvent chez des individus qui n'ont jamais fait usage de mercure. Du reste, les cheveux reparaissent après un temps relativement court.

D'une façon générale, il convient de savoir que les

Pl. VI. — LÉSIONS SECONDAIRES DE LA SYPHILIS

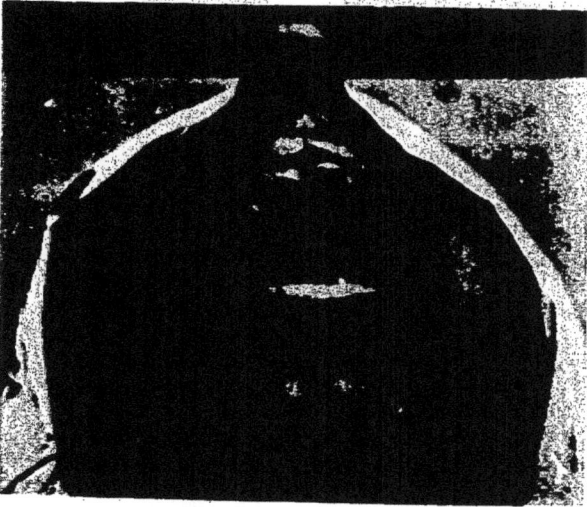

Fig. 1. — Syphilides muqueuses (plaques muqueuses
de la langue et des lèvres.
(Photogr. de M. Massiot.)

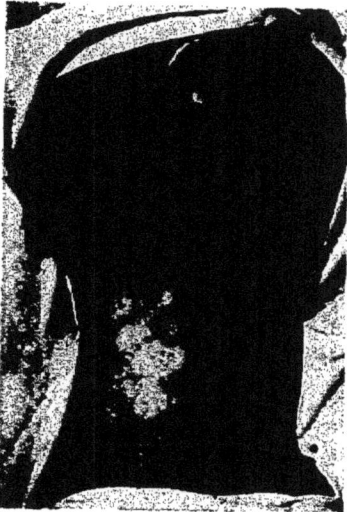

Fig. 2. — Syphilides pigmentaires
du cou.
(Photogr. de M. Massiot.)

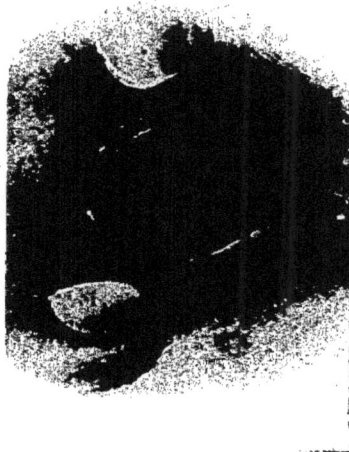

Fig. 3. — Iritis gommeux tertiaire.
Atlas de MAITLAND RAMSAY.
(Malvine. édit.)

accidents secondaires, comme du reste les accidents
tertiaires, ne surviennent pas tous chez le même individu;
quelques-unes seulement de ces manifestations l'atteignent, et leur durée, leur intensité, les récidives sont
très variables.

3. — ACCIDENTS SECONDO-TERTIAIRES

Les lésions syphilitiques de l'iris de l'œil se présentent
habituellement sous la forme subaiguë ou chronique. On

Iritis syphilitique. les observe : 1° à la période secondaire;
2° à la période tertiaire sous la forme de
production gommeuse; 3° à la période intermédiaire
entre ces deux phases.

Ces lésions surviennent habituellement des deux côtés,
simultanément ou à peu d'intervalle, et peuvent appa-
raître dès le 6ᵉ mois de l'infection. Le début est souvent
peu bruyant, sans réaction sensible. Il se produit une
rougeur plus ou moins intense autour de la cornée, une
sensation de pesanteur autour de l'orbite et un trouble
assez considérable de la vision. L'iris devient terne,
boursouflé, présente des excroissances cuivrées, analogues aux papules de la peau; la pupille peu à peu
adhère à la cornée et détermine un rétrécissement per-
manent.

Une petite excroissance vasculaire grisâtre occupe,
comme dans la figure 3, planche VI, la partie inférieure de
l'iris, et les gommes se montrent sous forme d'un groupe
de nodules rouge orangé s'étendant depuis le bord de
la pupille jusque dans le corps de l'iris (1).

Il est utile de noter que les travaux à la lumière artificielle, les veilles prolongées, le séjour au milieu de pous-
sières constantes y prédisposent.

---

(1) Cet article a été écrit d'après les *Nouveaux éléments d'ophtal-
mologie* de Truc et Valude, et l'*Atlas des maladies externes de l'œil*
de Maitland Ramsay, traduit par le Dᵉ Leprince (Maloine, éditeur), auquel la figure est empruntée.

4. — ACCIDENTS TERTIAIRES

Les accidents tertiaires, de beaucoup les plus graves, ne se produisent pas fatalement. Les statistiques du *Causes prédisposantes.* professeur Fournier montrent que sur 100 malades chez lesquels on les constate, 97 n'ont subi qu'un traitement nul ou insuffisant. Les individus qui se soignent bien et longtemps n'ont donc que très peu de chance d'être atteints. L'alcoolisme, la débauche, le surmenage ont une action non douteuse sur la venue des accidents tertiaires et particulièrement sur leur venue hâtive, *syphilis maligne précoce.*

Chose importante à savoir, la syphilis tertiaire apparaît fréquemment chez des personnes n'ayant eu que des manifestations secondaires *légères* et que la bénignité même de leur affection a incitées à négliger leur traitement.

Les accidents tertiaires peuvent se produire 30 et même 40 ans après l'accident primitif, mais ils sont d'autant moins fréquents que le temps écoulé est plus grand; leur maximum répond aux dix premières années, ils sont rares après vingt ans.

Les caractères particuliers de ces accidents sont :
1° Leur apparition *subite* au milieu d'une parfaite santé;
Caractères particuliers. 2° La *variabilité* de leurs formes, car ils sont susceptibles d'occuper toutes les régions du corps avec fréquence particulière sur le système nerveux et la peau;
3° Leur *petit nombre* et leur *gravité*, par suite de la tendance à désorganiser les tissus, à les détruire par ulcération (*gomme*) ou en étouffant les éléments utiles (*sclérose*);
4° Leur *curabilité* assez rapide par le traitement spécifique;
5° L'absence d'allure spéciale que prennent certains de ces accidents et qui a fait dire à Ricord : « Alors qu'elle a vieilli, la syphilis prend une mine honnête, à savoir la mine des maladies communes. »

Pl. VII. — LÉSIONS TERTIAIRES DE LA SYPHILIS

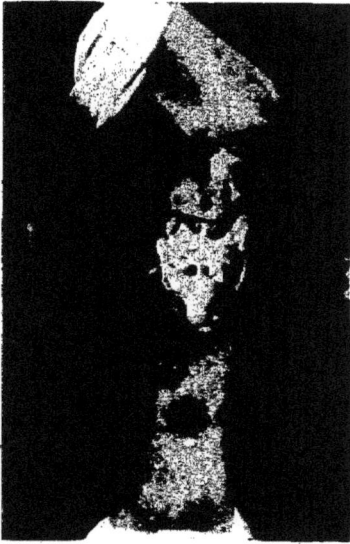

Fig. 1. — Ulcérations gommeuses
de la jambe.

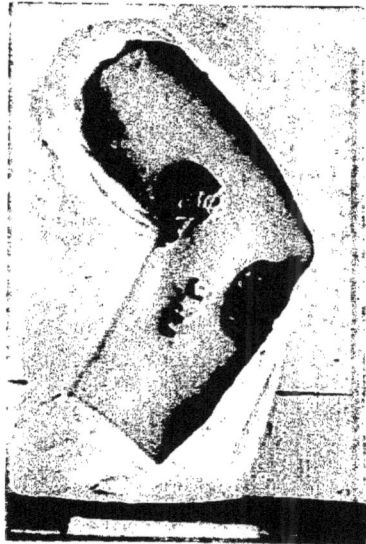

Fig. 2. — Ulcérations gommeuses
phagédéniques précoces.

(Photographies de M. Massiot.)

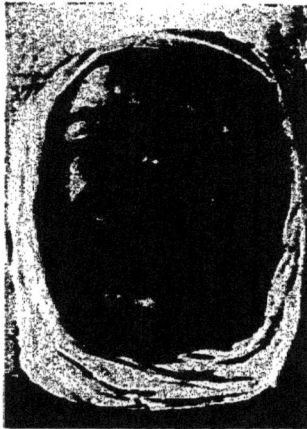

Fig. 3. — Gommes osseuses
du nez.

(Phot. de M. Massiot.)

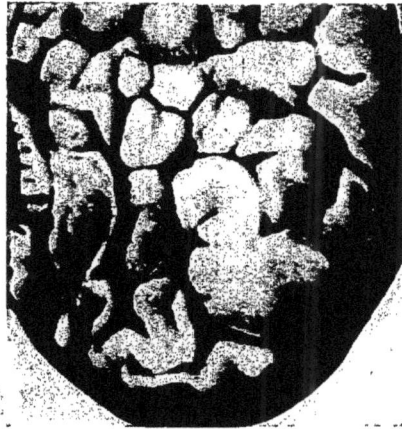

Fig. 4. — Lésions scléreuses
de la langue.

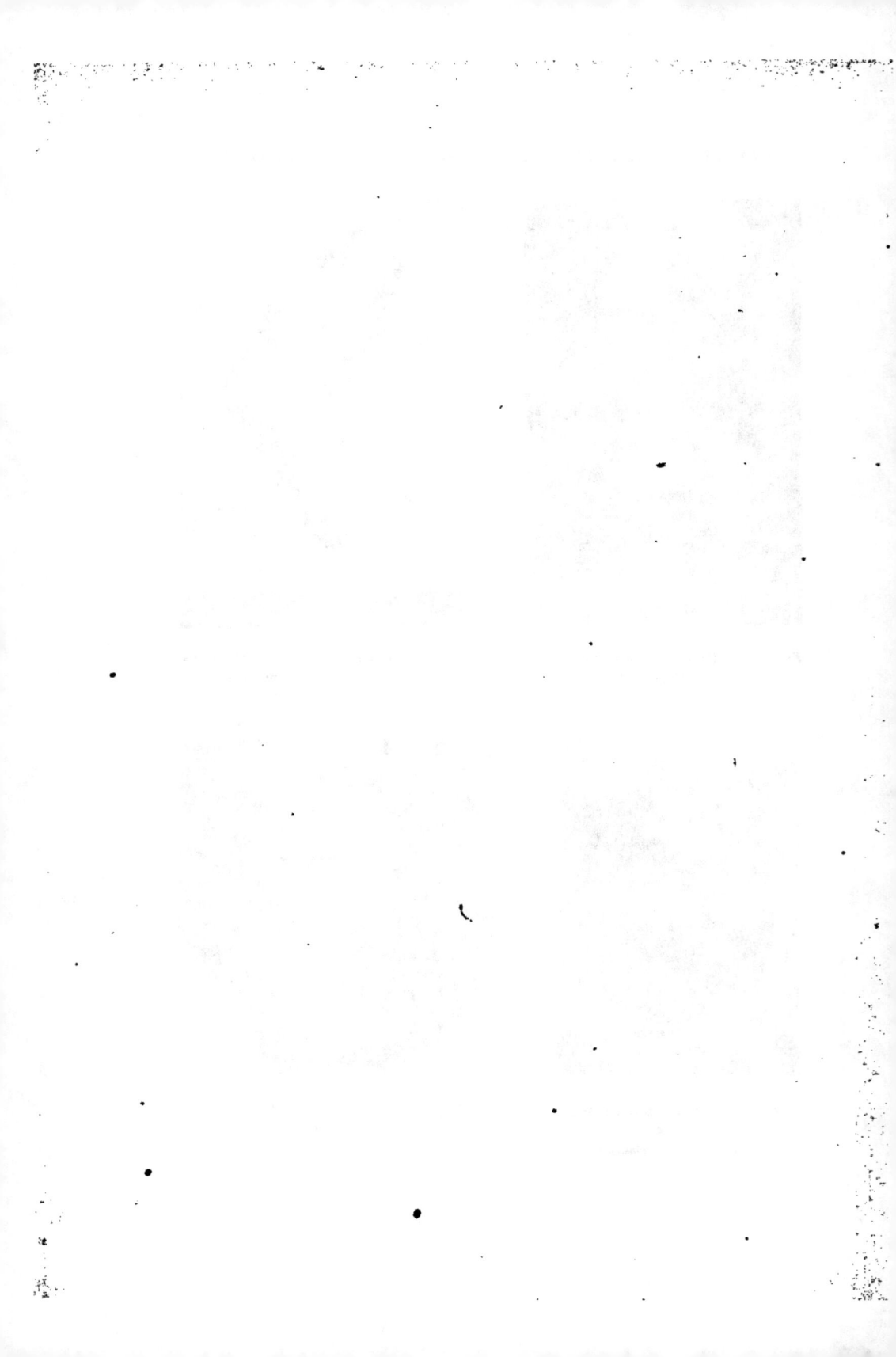

Les gommes (1) se produisent dans tous les tissus du corps et à tout âge. Sur la peau on observe des érup-

Gommes.   tions *gommeuses* qui se différencient des éruptions secondaires par les ulcérations souvent profondes qu'elles entraînent après elles.

Elles sont constituées par une formation excessive de cellules incapables d'organisation et aboutissant fatale-ment et rapidement à la destruction ; elles constituent donc pour les tissus une sorte de corps étranger.

Les unes sont bien limitées et forment des *tumeurs gommeuses circonscrites ;* les autres, sans limites précises, s'*infiltrent* entre les tissus (*gommes en nappe* et *diffuses*).

Lorsqu'elles sont placées dans un organe communi-quant avec l'extérieur, elles se ramollissent en un liquide sirupeux comme la gomme arabique, puis s'évacuent après avoir aminci et rompu la peau ou la muqueuse voisine, sous forme d'un liquide épais, puriforme. Une cicatrice leur succède.

La figure 1, planche VII, montre les délabrements qu'elles peuvent produire sur la peau, mais là le mal n'est que superficiel.

Dans la figure 2, la couche musculaire a été détruite en plusieurs points ; c'est un exemple de l'envahissement phagédénique dont nous avons eu déjà l'occasion de parler au sujet des chancres des seins.

La figure 3 montre une syphilide gommeuse des os du nez qui a entraîné une nécrose, c'est-à-dire une des-truction de ces os avec affaissement d'une partie notable des narines. Souvent la gomme se produit aussi dans le palais et amène une communication entre le nez et la bouche.

Elle attaque aussi fréquemment l'un des os de la jambe, le tibia.

Les gommes cèdent, du reste, très rapidement au trai-tement, mais il est nécessaire de l'instituer *dès l'appari-*

---

(1) Extrait de *Pour soigner les maladies vénériennes, sexuelles et urinaires.* (Schleicher, éditeur.)

tion de cette manifestation de la maladie pour prévenir des délabrements irréparables.

La figure 4 montre une lésion de la langue qui est loin d'être rare, c'est la *glossite scléreuse*. L'organe augmente de volume et présente à sa sur-

Glossite scléreuse. face des sillons qui circonscrivent des lobules très durs. La muqueuse est d'un rouge vineux, lisse, tendue. Cette lésion est spéciale à l'homme, surtout aux fumeurs: les érosions provoquées par des chicots dentaires sont très douloureuses.

Pour les autres lésions, leur nombre oblige à une simple énumération.

Dans le domaine nerveux, il faut citer des névralgies, des vertiges, un affaissement intellectuel, la paralysie

Autres accidents tertiaires. des muscles de tout un côté du corps, la paralysie des yeux, la paralysie des membres inférieurs accompagnées ou non de déchéance intellectuelle et de douleurs variées. Près de moitié des cas de syphilis tertiaire sont des affections du système nerveux; encore faut-il y ajouter les affections comme l'*ataxie locomotrice* et la *paralysie générale* (forme d'aliénation mentale), qui ont fréquemment aussi pour origine éloignée la syphilis et sont appelées pour cela *affections parasyphilitiques*.

Les yeux peuvent être atteints avec possibilité de perte de la vision. Les testicules sont envahis par une orchite spéciale différente de celle observée à la période secondaire. Les reins, le foie, les poumons, la trachée peuvent aussi être lésés très gravement.

Une autre maladie, la *leucoplasie linguale*, a dans certains cas pour suite le cancer de la langue.

II. — SYPHILIS CONCEPTIONNELLE

Un homme peut donner sa maladie à une femme, non seulement directement, mais par l'intermédiaire de l'en-

fant. Dans ce dernier cas l'imprégnation s'opère sans
accident primitif, c'est-à-dire sans chancre, et débute
Variétés de formes. par des manifestations secondaires.
Celles-ci apparaissent immédiatement
(souvent vers le 3ᵉ mois de la grossesse), c'est la *syphilis
conceptionnelle précoce;* ou, au contraire, tardivement, à
une époque plus ou moins éloignée de la vie (*syphilis
conceptionnelle tardive*).

Exceptionnellement l'imprégnation se manifeste,
comme nous avons eu l'occasion de le dire à propos de
la syphilis des nourrices et des nourrissons, exclusivement par l'*immunité* que possède la mère contre les accidents syphilitiques de l'enfant.

L'action sur les grossesses est terrible, surtout si les
deux parents sont infectés. Des fausses couches se pro-
Fausses couches. duisent ordinairement vers le 3ᵉ ou le
4ᵉ mois dans 35 à 40 pour 100 des cas en
ville, dans 80 à 90 cas à l'hôpital, et se répètent d'ordinaire pendant plusieurs années, les chances de survie
de l'enfant allant cependant en croissant à mesure qu'on
s'éloigne de la date primitive de l'infection. L'action du
traitement spécifique est souveraine pour empêcher ces
avortements et donne chance d'un enfant sain.

III. — SYPHILIS HÉRÉDITAIRE

L'enfant qui naît d'un père ou d'une mère en posses-
sion d'accidents syphilitiques au moment de la concep-
Variétés de formes. tion, surtout si la syphilis est relativement récente (quatre premières années
et si les deux parents sont atteints, même alors qu'ils
n'ont pas d'accidents à ce moment, a les plus grandes
chances d'avoir des lésions syphilitiques. Celles-ci se produisent soit dès la naissance (syphilis héréditaire *précoce*), c'est de beaucoup le cas le plus fréquent, soit tardivement, de 18 à 20 ans et même après cet âge (*syphilis
héréditaire tardive*). L'accident primitif, ici non plus,

n'existe pas et les manifestations secondaires et tertiaires s'entremêlent sans ordre.

Morts prématurées. Tantôt l'enfant naît prématurément vers le 7e ou le 8e mois, ou à terme dans un tel état de faiblesse qu'il meurt en venant au monde. Tantôt il vit quelques heures ou quelques jours et « meurt par une sorte d'inaptitude à la vie » (Fournier). La mortalité atteint 82 pour 100 des enfants (fausse couche ou mort prématurée) lorsque les parents ne se sont pas ou se sont insuffisamment traités.

Forme précoce.

Description. L'enfant est malingre. chétif; sa peau est ridée, flétrie, elle recouvre des muscles extrêmement minces. Ordinairement vers le quinzième jour, quelquefois au deuxième ou troisième mois, il présente : 1° sur la face, les cuisses, les fesses, des *papules*, les unes sèches, les autres érodées; 2° aux lèvres, au nez, à l'anus, des *plaques muqueuses*, cause fréquente de contagion pour les nourrices.

La paume des mains (*fig.* 1, 2 et 3, pl. VIII) et la plante des pieds, plus rarement ses jambes et son visage, portent des taches vineuses surmontées de petites vésicules qui se réunissent pour former des cloques assez grosses, arrondies, remplies d'un liquide jaunâtre, puis purulent ou sanguinolent. Après 24 ou 48 heures la cloque se rompt en laissant une ulcération à laquelle succède une croûte. Cette éruption constitue le *pemphigus syphilitique,* qui se différencie des autres formes de pemphigus justement par sa localisation palmaire et plantaire.

Lorsque l'enfant offre une certaine résistance, comme celui de la figure 3, il a chance de guérir sous l'influence du traitement, mais il succombe fatalement s'il est cachectique (*fig.* 2).

La figure 4 est un exemple de lésion perforante des os

Pl. VIII. — LÉSIONS DE LA SYPHILIS HÉRÉDITAIRE

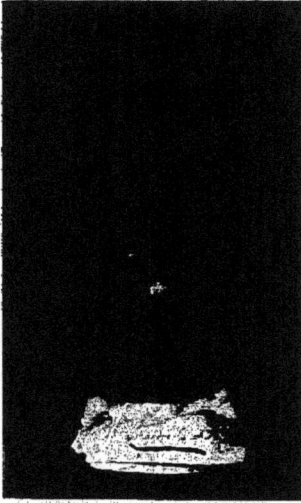

Fig. 1. — Pemphigus.

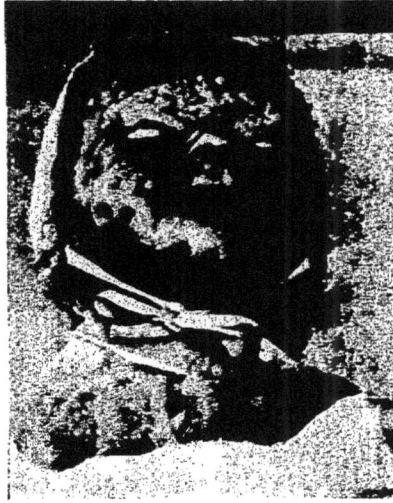

Fig. 2. — Papules et plaques érosives.

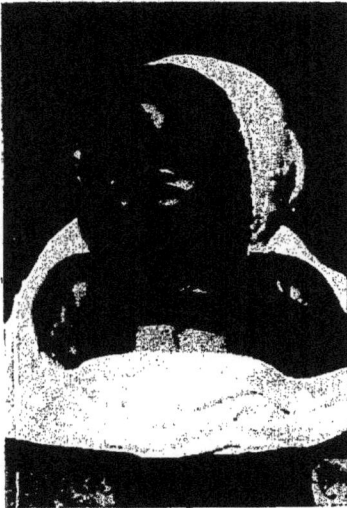

Fig. 3. — Papules et plaques
érosives de la face et des mains.

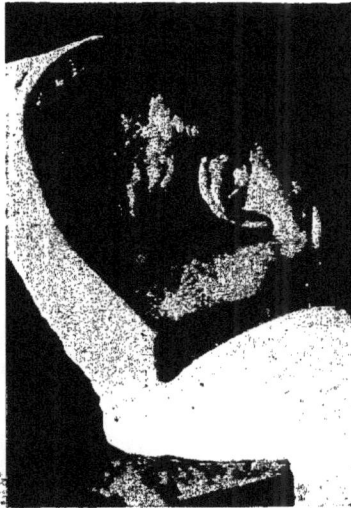

Fig. 4. — Gommes térébrantes
perforant les os.

(Photographies de M. Massiot.

par une gomme qui siège ici derrière l'oreille et a traversé toutes les couches superposées.

L'enfant peut aussi être atteint de difformités diverses (microcéphalie ou hydrocéphalie), idiotie, rachitisme, strabisme, surdi-mutité, pied bot ou bec-de-lièvre), lésions qui se produisent aussi, du reste, en dehors de la syphilis. La méningite est fréquente et présente une des causes fréquentes de mort.

Précautions. Lorsqu'une nourrice est appelée à allaiter un enfant très débile et présentant des éruptions, comme celui-ci a chance d'être un syphilitique, elle ne doit le faire qu'après y être autorisée par le médecin qui aura examiné le bébé, ou tout au moins préserver son sein par une téterelle.

Forme tardive.

Description. Les signes plus caractéristiques sont les suivants (ils ont été bien déterminés par Augagneur) : inflammation de la cornée, dents incisives érodées en croissant, écoulement d'oreille, arrêt général de développement. On peut observer aussi diverses formes d'évolution de la gomme.

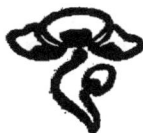

BILAN DE LA SYPHILIS

La syphilis est, avec l'alcoolisme et la tuberculose, la plus abondante pourvoyeuse de la mort, la plus grande productrice de dégénérés. Elle réserve des surprises terribles à ceux qui ne se sont pas traités, soit par négligence (cas le plus fréquent), soit par un sot préjugé contre le mercure qui autrefois, il est vrai, provoquait des accidents parce qu'on ne savait pas les proportions nécessaires et qu'on en employait de beaucoup trop fortes quantités, mais qui, aux petites doses actuelles (quelques *centigrammes*), est toujours bienfaisant et jamais nuisible. Si la syphilis est une maladie grave, elle a l'avantage, étant *sérieusement* et *longtemps* combattue par une médication du reste très simple, que ses manifestations sont assez facilement curables dans la très grande majorité des cas.

S'il est triste de voir des gens s'exposer à devenir syphilitiques, n'est-il pas encore plus triste de constater qu'un grand nombre d'entre eux ne font rien ou presque rien pour se préserver contre les conséquences d'une maladie dont voici le bilan :

Enlaidissement par les éruptions, par la chute des cheveux, par les lésions gommeuses qui peuvent abîmer le nez.

Suspension plus ou moins temporaire du travail par les affections des yeux (iritis), par les lésions tertiaires de la peau, des os et surtout du cerveau et de la moelle épinière, avec les conséquences de cet arrêt de la vie active (perte de position, misère) et possibilité d'une mort prématurée.

Retard apporté à la constitution d'une famille par l'impossibilité du mariage pendant quatre à cinq ans sous peine de contaminer la femme.

Craintes de transmission à l'enfant, qu'on voit souffrir d'un mal dont on est la cause.

Traitement préventif ?

On a fait beaucoup de bruit au sujet d'un traitement préventif imaginé à l'Institut Pasteur. Ce n'est pas la première fois qu'on pense en avoir découvert un et il y vingt ans on crut guérir la syphilis par l'*éradication*, opération qui consistait à enlever au bistouri la partie de tissu infectée, très peu de temps après cette infection. C'est aussi dans les vingt-quatre heures qui succèdent à l'infection que le traitement actuellement préconisé par la pommade au calomel doit être employé. Certes, il convient de l'essayer ; mais :

1° les résultats sont douteux ;

2° la nécessité d'en faire usage dans un délai très court en rendra l'emploi très rare, car l'individu contaminé ne croit pas l'être, dans la grande majorité des cas, et n'apprend son malheur que lorsqu'il est trop tard pour y remédier.

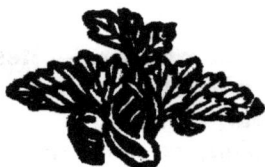

L'HÉRÉDITÉ SYPHILITIQUE

I. — Ce que pense l'enfant.

Le grand dramaturge Ibsen, dans sa belle pièce des Revenants (1) *dont nous donnons ci-dessous une scène, a remarquablement exprimé le désespoir d'un fils qui se sent atteint par hérédité.*

. . . .

OSWALD, *s'arrêtant devant Mme Alving.* — Mère, puis-je m'asseoir sur le sopha près de toi?

Mme ALVING, *lui faisant place.* — Oui, viens, viens, mon cher garçon.

OSWALD, *s'asseyant.* — Maintenant il faut que je te dise quelque chose, mère.

Mme ALVING, *l'oreille tendue.* — Quoi?

OSWALD, *regardant fixement devant lui.* — Je ne puis pas garder cela plus longtemps sur le cœur.

Mme ALVING. — Garder quoi? Qu'y a-t-il?

OSWALD, *même jeu.* — Je n'ai pu prendre sur moi de l'écrire à ce sujet, et depuis mon retour...

Mme ALVING, *lui saisissant le bras.* — Oswald! Qu'est-ce donc?

OSWALD. — Hier et aujourd'hui, j'ai essayé de me délivrer de mes pensées... de les secouer. Rien n'y a fait.

Mme ALVING, *se levant brusquement.* — Tu vas tout me dire, Oswald.

OSWALD, *la faisant se rasseoir.* — Reste là. J'essayerai. Je me suis plaint d'une fatigue causée par le voyage...

Mme ALVING. — Oui, eh bien?

OSWALD. — Eh bien, ce n'est pas cela, ou plutôt ce n'est pas une fatigue ordinaire.

Mme ALVING, *cherchant de nouveau à se lever.* — Tu n'es pas malade, au moins, Oswald?

---

(1) Nous adressons tous nos remerciements à M. Perrin, éditeur des œuvres d'Ibsen, qui a bien voulu nous autoriser à reproduire ici un fragment des *Revenants*, où l'éminent artiste Antoine s'est montré si admirable.

OSWALD, *l'obligeant encore à rester assise*. — Reste là, mère, écoute-moi tranquillement. Ce n'est pas une maladie que j'ai, ce n'est pas ce qu'on appelle généralement une maladie. (*Croisant les mains sur sa tête.*) Mère! je suis brisé d'esprit, je suis un homme fini... Jamais je ne pourrai plus travailler!

(*La figure dans les mains, il se laisse tomber aux genoux de sa mère et éclate en sanglots.*)

Mme ALVING, *pâle et tremblante*. — Oswald! regarde-moi! Non, non, tout cela n'est pas vrai.

OSWALD, *la regardant d'un œil désespéré*. — Ne plus jamais travailler! Jamais... Jamais! Être comme un mort vivant! Mère, penses-tu te figurer cette horreur?

Mme ALVING. — Mon malheureux enfant! Mais d'où vient-elle, cette horreur? Comment cela t'a-t-il pris?

OSWALD. — Ah! c'est précisément cela dont je ne peux pas me rendre compte. Je n'ai jamais mené une vie orageuse, sous aucun rapport : tu peux me croire, ma mère, je suis sincère.

Mme ALVING. — Mais, Oswald, je n'en doute pas.

OSWALD. — Cela m'a pris, quand même. Un si épouvantable malheur.

Mme ALVING. — Oh! tout se dissipera, mon cher enfant béni. Ce n'est qu'un excès de travail, crois-le bien.

OSWALD, *sourdement*. — C'est ce que je pensais au commencement. Mais il y a autre chose.

Mme ALVING. — Raconte-moi tout d'un bout à l'autre.

OSWALD. — C'est mon intention.

Mme ALVING. — Quand as-tu remarqué cela pour la première fois?

OSWALD. — Dès mon arrivée à Paris, après mon dernier séjour ici. J'ai senti d'abord de très violents maux de tête, spécialement à l'occiput, me semblait-il, comme si j'avais eu le crâne dans un étau, de la nuque au sommet.

Mme ALVING. — Ensuite?

OSWALD. — Je crus que c'était le mal de tête dont j'avais tant souffert à l'époque de la croissance.

Mme ALVING. — Oui, oui...

OSWALD. — Mais ce n'était pas cela. Je ne tardai pas à m'en convaincre. Il me fut impossible de travailler. Je voulus me mettre à un grand tableau, mais ce fut comme si mes facultés me manquaient. Toute ma force était comme paralysée; je ne pouvais pas me concentrer et arriver à des images fixes. Tout tournait autour de moi comme si j'avais eu le vertige et ce fut là un terrible état! A la fin, j'envoyai chercher un médecin et, par lui, je sus tout.

Mme ALVING. — Que veux-tu dire?

OSWALD. — C'était un des grands médecins de là-bas. Il fallut lui décrire ce que j'éprouvais; après quoi il se mit à me poser une série de questions qui me parurent n'avoir rien à faire avec mon état; je ne concevais pas où il voulait en venir.

Mme ALVING. — Continue.

OSWALD. — Il finit par me dire : « Il y a en vous quelque chose de *vermoulu*. » C'est l'expression française dont il s'est servi.

Mme ALVING, *écoutant avec une attention concentrée.* — Que voulait-il dire?

OSWALD. — C'est précisément ce que je ne comprenais pas. Je le priai donc de s'expliquer plus clairement. Il dit alors, le vieux cynique... *(Fermant le poing.)* Oh!...

Mme ALVING. — Il dit?

OSWALD. — Il dit : « Les péchés des pères retombent sur les enfants. »

IBSEN, *Les Revenants. Maison de poupée;* traduits par M. Prozor. (Perrin, édit.)

II — Les pensées d'un père.

E. Legouvé, qui fut à la fois un auteur dramatique réputé et un éminent moraliste, a exposé d'une façon poignante, dans son beau livre Les Pères et les enfants *(1), les pensées d'un père pendant une crise de son fils due à l'hérédité syphilitique.*

... Un coup de foudre est venu tout briser! Mon fils est entré chez moi, éperdu; son ami est mourant; je ne peux le croire. Je cours chez le duc : la nouvelle est vraie. Je veux voir le malade; on ne le voit pas. Je veux parler à son père; on ne lui parle pas. Je demande quelle maladie l'a frappé; on ne le sait pas, ou bien, on ne me le dit pas. Il règne dans les réponses des serviteurs de la maison, et sur leur visage, je ne sais quel air de mystère qui ajoute à la terreur et semble dominer la douleur même. Quand j'ai tâché de savoir du moins quel était l'avis des médecins, leurs craintes, leur espoir, il ne m'a été répondu que cette phrase vague et redoutable : «C'est grave! » Je cours chez des parents de la jeune fille (le duc m'y avait présenté); ils sont aussi effrayés et aussi peu instruits que moi : le malade ne voit personne que les médecins, la sœur qui le garde, et son père. J'ai appris seulement qu'Octave, dans son enfance et même dans son adolescence, avait été frappé, à deux ou trois reprises, de maladies dangereuses et étranges, dont cette dernière atteinte n'était que le réveil. Je pressens un grand malheur, et mon anxiété s'accroît de la douleur de mon fils; cet enfant est au désespoir.

J'étais allé le matin à l'hôtel de Candé prendre des nouvelles d'Octave. Comme je traversais le premier salon, une porte s'ouvrit, le duc parut :

« Vous! s'écria-t-il en me voyant. Eh bien! puisque la justice du ciel vous envoie... entrez donc, et voyez! Aussi bien cet isolement me rend fou! »

_____

(1) Nous remercions M. Desvallières, gendre de M. Legouvé, et M. Hetzel, éditeur d'un livre que tous les pères devraient lire, de nous avoir autorisé à reproduire ce passage.

Je le suivis épouvanté. J'ai vu bien des visages décomposés par la douleur, mais de cette façon, jamais! C'était un inexplicable mélange d'égarement, de désespoir et de honte! Ses yeux secs et rougis par l'insomnie regardaient fixement. Plus rien de l'élégant gentilhomme! des cheveux en désordre, des vêtements incultes; on voyait qu'il ne s'était pas couché depuis plusieurs nuits. Cette vue me fit tant de mal, que les larmes me vinrent malgré moi, et j'allai me jeter dans ses bras.

« Vous pleurez! me dit-il d'un air égaré, vous pleurez! et pourtant que savez-vous? que croyez-vous? que je vais le perdre? qu'il meurt au moment où la vie s'ouvre si belle pour lui? Ce n'est rien, cela! ce n'est rien! »

Et m'entraînant violemment vers la chambre à coucher de son fils, il souleva la portière, et mon regard tomba droit sur le lit du malade! Je reculai! Un masque de lèpre couvrait tout son visage, et s'étendait jusque sur ses yeux fermés!

« Oui, oui! me dit le duc éperdu, voilà celui dont on vantait la grâce! voilà cet être charmant que sa fiancée admirait tant hier; le voilà aveugle, muet, sourd... car, hélas! il n'entend pas plus qu'il ne voit, et se débattant sous le fléau qui le tuera! Oh! c'est horrible! n'est-ce pas? Il y a pourtant quelque chose de plus horrible encore! c'est que ce mal qui le dévore, il le tient de moi!

— De vous!

— Oui, de moi! Celui qui le tue, c'est moi!

— La douleur vous rend fou, mon ami! regardez-vous donc! regardez votre structure puissante! votre exubérance de force!

— Oui, oui! Dieu nous épargne, nous! mais pour nous punir en ce qui nous est mille fois plus cher que nous! c'est le secret de sa justice!

— De quelle justice parlez-vous et quelle est votre faute?

— Ma faute! c'est celle de cette jeunesse insensée, qui met son honneur à imiter les scandales du siècle dernier!... On est jeune, on est riche, on est duc! Et au

lieu de reconnaître, de mériter tant de privilèges par le
travail et une vie utile, on croit qu'il y va de sa gloire
d'aller à la débauche comme on va au feu, gaiement, en
se moquant de tous les périls ! on aspire à l'héroïsme du
vice ! En est-on puni tout de suite ? non ! Les honteux
dangers qu'on a affrontés par bravade ne vous atteignent pas ou du moins ne vous tuent pas. On sort vivant,
et, ce semble, insolent de santé, de ces épreuves où plus
d'un a laissé la vigueur et la vie ; on est fier de sa puissante organisation qui a si bien secoué les restes de ses
déportements. Puis, après quelques années, quand le
temps et la réflexion vous ont donné le dégoût de ces
folies, et que vous ne pouvez plus songer à ce passé sans
rougir, il se réveille tout à coup, il se lève devant vous
comme un spectre pour frapper... Non pas vous ! mais
l'être charmant et pur pour qui vous rêvez toutes les
puretés et toutes les joies ! C'est sur son visage que
reparaît la trace de vos excès ! c'est sa vie qu'attaquent
vos débauches ! Il hérite de votre honte ! Il meurt de
votre faute ! vous êtes l'assassin de celui que vous
adorez ! »

Le malheureux ne put pas achever ces mots et tomba
sur un siège en sanglotant. Je courus à lui, je l'embras-
sai, et je tâchai de combattre à la fois et ses craintes et
ses remords ; je lui montrai tout ce qu'il y avait d'incer-
tain dans de telles hérédités, et de chimérique dans de
tels retours sur soi-même ! Mais lui, se relevant et me
prenant la main :

« C'est le docteur Verneuil même qui a porté mon
arrêt !

— M. Verneuil ! comment ?

— Mon fils avait cinq ans, lorsqu'il fut atteint pour la
première fois de ce mal étrange. J'appelai M. Verneuil.
Après la consultation, il me prit à part, et m'adressa,
sur mon passé, une question qui me traversa le cœur
comme une pointe d'épée. Je rassemblai à la hâte mes
souvenirs, car j'avais tout oublié... Le jeune insensé
d'autrefois était si bien mort en moi que je n'y pensais

plus que comme à un jeune frère dont on rougit !... Il fallut bien alors me rappeler que c'était moi ; il fallut répondre, je répondis par un aveu sincère. Le docteur Verneuil me regarda attentivement, fit un : « Ah ! je comprends!... » et s'éloigna me laissant dans l'âme un trouble, une épouvante, un remords inconnus ! Plus de repos, ou du moins plus de confiance ! Tant que je fus jeune, la jeunesse avec sa mobilité d'imagination, et la légèreté naturelle de mon caractère facilement tourné à l'espérance, suspendirent ou allégèrent mes inquiétudes. Mais, à mesure que ma tendresse pour cet enfant prit, avec l'âge, un caractère plus sérieux et plus profond ; à mesure que je compris mieux ce nom de père et tout ce qu'il impose, le sentiment de mon indignité devint une torture. On a quelquefois parlé de mon humanité pour les malheureux, c'était du remords ! Je me dévouais dans l'espoir que mon dévouement compterait à mon fils auprès de Dieu, et le préserverait. J'ai été chercher jusque dans les livres de science des motifs de consolation et d'espoir ! J'ai fouillé les nombreuses archives des maladies humaines, je leur ai demandé ce qu'étaient ces hérédités redoutables, mais partout, dans les livres des hommes comme sur leurs lèvres, j'ai lu l'arrêt de cet enfant et le mien ! « Oh ! s'écria-t-il enfin, avec un accent déchirant, si je l'aimais comme je dois l'aimer, ce n'est pas sa vie que je demanderais, c'est sa mort, car, que sera-ce pour lui que de vivre ?... »

Extrait de ERNEST LEGOUVÉ, *Les Pères et les enfants au XIXe siècle*. (Hetzel et Cie, édit.)

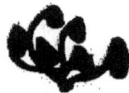

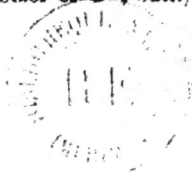

INDEX ALPHABÉTIQUE

DES TERMES TECHNIQUES EMPLOYÉS DANS L'OUVRAGE

(Les chiffres sont la page où se trouve la définition ou au moins l'emploi du mot.)

Arthrite blennorrhagique; page 21 : *arthrite* (du grec *arthron*, articulation), inflammation d'une articulation; *blennorrhagique*, de la blennorrhagie (V. ce mot).

Avarie. Détérioration; mot employé pour désigner la syphilis dans la pièce de Brieux *Les Avariés*; 8.

Blennorrhagie (du grec *blennos*, visqueux, et *rhagé*, éruption). Inflammation de la muqueuse des organes génito-urinaires, avec écoulement purulent; 12, 15, 17.

Blennorrhée (du grec *blennos*, visqueux, et *rhein*, couler). Écoulement blennorrhagique passé à l'état chronique; 17.

Bougie. Appareil de forme cylindrique, en gomme ou en métal, qu'on introduit comme une sonde dans le canal de l'urètre, soit pour le dilater, soit pour y faire pénétrer quelque substance médicamenteuse; 22.

Bubon (du grec *boubôn*, aine). Ganglion lymphatique engorgé, plus spécialement enflammé; 28.

Chancre (du latin *cancer*, crabe, et au figuré chancre, parce que le chancre ronge les chairs comme fait le crabe). Nom vulgaire des ulcères, particulièrement des ulcères vénériens: 33, 44.

Chancre mou; 12, 15, 24.

Chancre phagédénique; 28, 41. V. PHAGÉDÉNIQUE.

Cystite (du grec *kustis*, vessie). Inflammation de la vessie; 21.

Dourine (mot arabe). Maladie analogue à la syphilis, mais particulière au cheval ; 15.

Endocardite ; 21. Inflammation de l'*endocarde* (du grec *endon,* en dedans, et *kardia,* cœur), membrane qui tapisse le cœur intérieurement.

Épididymite ; 21. Inflammation de l'*épididyme* (du grec *epididumis: epi,* sur ; *didumos,* testicule), petit corps oblong situé le long du bord postérieur et supérieur du testicule.

Glossite (du grec *glóssa,* langue). Inflammation de la langue ; 57. V. aussi SCLÉREUX.

Gomme ; 57. Les *gommes syphilitiques* sont des accidents tardifs qui s'observent dans la peau, les muscles, les os, etc.

Gonocoque (du grec *goné,* semence, et latin *coccus,* coque) : *Gonocoque de Neisser,* microbe pathogène auquel on attribue la production de la blennorrhagie ; 13, 14. V. aussi BLENNOR-RHÉE.

Goutte militaire ; 17. Synonyme de *blennorrhée.*

Laparotomie (du grec *lupara,* flancs, abdomen, et *tomé,* section). Opération chirurgicale qui consiste à ouvrir largement la cavité abdominale ; 22.

Métrite (du grec *métra,* matrice). Inflammation de la matrice ou utérus ; 22.

Microbe (du gr. *mikrobios : mikros,* petit, et *bios,* vie). Organisme microscopique qui est l'agent des fermentations, des putréfactions et d'un grand nombre de maladies dites virulentes, spécifiques ou contagieuses ; 13.

Neurasthénie (du grec *neurom,* nerf, *a* privatif, et *sthenos,* force). Affaiblissement plus ou moins durable, sans lésion, de la force nerveuse ; 22.

Ophtalmie (du grec *ophthalmos,* œil). Inflammation de l'œil et de ses annexes ; 18.

Orchite (du grec *orchis,* testicule). Inflammation du testicule ; 21.

Papule (lat. *papula,* papule, bouton, pustule, éruption). Lésion cutanée, caractérisée par une élevure de forme variable ; 46.

Pemphigus (du grec *pemphix, igos,* bulle) ; 60.

Phagédénique (du grec *phagedaina,* faim dévorante ; de *phagein,* manger) : *Chancre phagédénique ;* 28, 41.

Plaques muqueuses ; 49, 59.

Poulin ou **Poulain.** Nom vulgaire du bubon inguinal (de l'aine) ; 28.

Prostate (du grec *prostatês,* qui est placé devant). Corps glanduleux, propre au sexe masculin, qui enveloppe le col vésical et la première partie de l'urètre ; 21.

Purulent. Qui est de la nature du pus : *Ophtalmie purulente ;* 18.

Rétrécissement du canal de l'urètre : 22.

Roséole. Éruption consistant en petites taches roses ; 46.

Salpingite (du grec *salpigx, iggos,* trompe). Inflammation de la trompe de Fallope (conduit qui naît de l'angle supérieur de la matrice et se porte vers l'ovaire) ; 22.

Scléreux (du grec *skléros,* dur) : *Glossite scléreuse ;* 58.

Spirochète ; 15.

Strepto (du grec *streptos,* contourné) : *Strepto-bacille de Ducrey-Unna ;* 13, 14.

Syphilide (rad. *syphilis,* et gr. *eidos,* forme). Nom donné à toutes les manifestations de la syphilis sur la peau ; 46-49.

Syphilis (mot d'origine inconnue, créé par Fracastor). Maladie contagieuse ne récidivant pas et qui se transmet par un virus ; 12, 15, 29. — *Syphilis maligne précoce ;* 29, 54. — *Syphilis héréditaire,* 59.

Trepanosoma; 15.

Tréponème pâle. Microbe de la syphilis; 14, 15, 30.

Vénérien (du lat. *Venus, Veneris,* déesse de l'amour). Qui a rapport à l'union des sexes; se dit des maladies contagieuses qui se communiquent par les rapports des sexes. — *Vénérien,* celui qui est atteint d'une maladie vénérienne. — *Maladies vénériennes*; 12.

Vérole. Synonyme de *syphilis.*

TABLE DES MATIÈRES

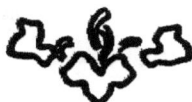

Paris. — Imprimerie LAROUSSE, 17, rue Montparnasse.

LIBRAIRIE LAROUSSE, 47, RUE MONTPARNASSE, PARIS

Grand Prix Paris 1900 — Hanoï 1902 — Liége 1905

Un ouvrage indispen-
sable à tout le monde.

Dictionnaire illustré de
MÉDECINE USUELLE

Par le Dr GALTIER-BOISSIÈRE

Beau volume in-8° de 560 pages, 840 gravures, photographies, radiographies; 4 cartes; 4 planches en couleurs. Broché, 6 francs; relié toile . . . . . . **7 fr. 50**

Cet excellent ouvrage, d'un caractère essentiellement sérieux
et pratique, a sa place marquée dans toutes les familles. On y
trouvera tout ce qu'il peut y avoir intérêt, dans les diverses
circonstances de la vie, à connaître en fait de médecine et d'hygiène : médecine d'urgence, hygiène préventive et professionnelle, hygiène curative (altitude, mer, sanatoria, massage), hygiène de l'ouïe, de la voix, de la vue; soins spéciaux aux mères
et aux enfants; accidents, empoisonnements et falsifications;
régime, eaux minérales; médecine coloniale, etc.

Envoi franco contre mandat-poste.

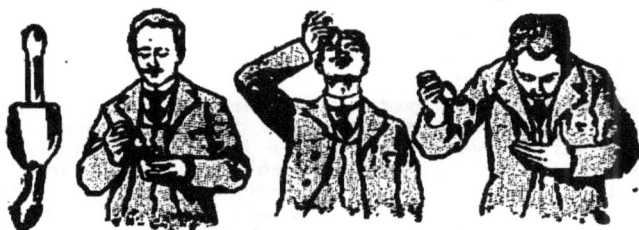

LIBRAIRIE LAROUSSE, 17, rue Montparnasse, PARIS

Grand Prix Paris 1900 — Hanoï 1902 — Liége 1905

LIVRES
D'INTÉRÊT PRATIQUE

Petit Larousse illustré, le meilleur, le plus complet et le moins cher des dictionnaires manuels (200 000 exemplaires vendus en un an.) Beau volume de 1 664 pages (format 13,5 × 20), 5 800 gravures, 680 portraits, 130 tableaux encyclopédiques dont 4 en couleurs, 120 cartes dont 7 en couleurs. Relié toile. . . . .   **5 francs**
En reliure souple pleine peau . . . .   **7 fr. 50**

(1 fr. en sus pour frais d'envoi dans les localités non desservies par le chemin de fer.)

Mémento Larousse. Petite encyclopédie de la vie pratique, contenant en un seul volume, classées méthodiquement, toutes les connaissances d'utilité journalière : grammaire, style, littérature, histoire, géographie, cosmographie, arithmétique, comptabilité, arpentage, topographie, dessin, sciences physiques et naturelles, agriculture, économie domestique, hygiène, droit usuel, couture, savoir-vivre, proverbes, renseignements sur les monnaies étrangères, la poste, etc. — Un volume in-16, 780 pages, 850 gravures, 82 cartes dont 50 en couleurs. Cartonné, **4 fr. 50**; — relié toile . . . .   **5 francs**

Dictionnaire usuel de Droit, par Max LEGRAND, avocat. Ouvrage à l'usage du grand public, mettant le droit à la portée de tous. Beau volume in-8° de 850 pages, 15 gravures, 3 cartes. Broché, **7 fr. 50**; — relié toile. .   **9 francs**

Pour gérer sa fortune, par P. DES ESSARS. Conseils pratiques; les fonds d'État; les actions; les obligations; les actions de jouissance et les parts de fondateur; titres perdus ou volés; les impôts sur les valeurs mobilières; la Bourse; la cote de la Bourse; etc. In-8°. — Broché. . . . . .   **2 fr. 50**

Cycliste et Bicyclette, guide pratique du cycliste amateur, par le Dr GALTIER-BOISSIÈRE. Conditions de santé, hygiène, costume; mécanisme de la bicyclette, soins à lui donner, réparations, etc. In-8°, 150 gravures. Broché. . .   **1 fr. 50**

Envoi franco contre mandat-poste.

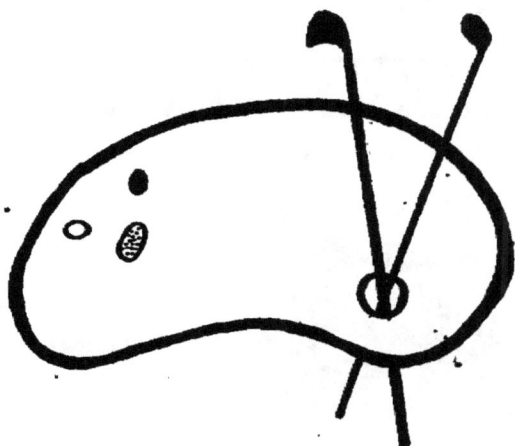

DEBUT D'UNE SERIE DE DOCUMENTS
EN COULEUR

🖳🖳🖳🖳🖳🖳🖳🖳🖳🖳🖳🖳🖳🖳🖳🖳🖳🖳🖳🖳🖳🖳🖳

Librairie LAROUSSE, 17, rue Montparnasse, Paris

🖳🖳🖳🖳🖳🖳🖳🖳🖳🖳🖳🖳🖳🖳🖳🖳🖳🖳🖳🖳🖳🖳🖳

NOUVEAU LAROUSSE ILLUSTRÉ

En sept volumes gr. in-4° 32 × 26)

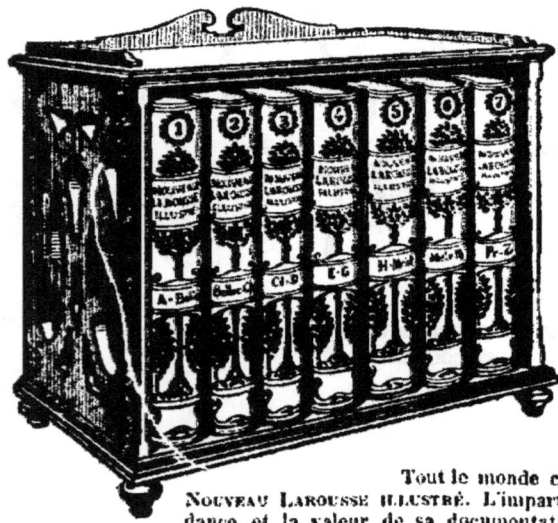

LE PLUS RÉCENT,
LE PLUS COMPLET, LE PLUS
MAGNIFIQUEMENT ILLUSTRÉ
DES GRANDS DICTIONNAIRES
ENCYCLOPÉDIQUES.

220 000 articles

46 200 gravures

489 cartes

en noir et en couleurs

81 planches

en couleurs

Tout le monde connaît le prodigieux succès du NOUVEAU LAROUSSE ILLUSTRÉ. L'impartialité de sa rédaction, l'abondance et la valeur de sa documentation, la richesse et la beauté de son illustration en font une œuvre hors de pair, de beaucoup supérieure à toutes les publications analogues françaises et étrangères. De très grandes facilités de payement mettent à la portée de tous ce magnifique dictionnaire encyclopédique, véritable trésor du foyer. (*Fascicule spécimen de 16 pages gratis sur demande.*)

Prix de l'ouvrage complet (Supplément non compris) :
En volumes brochés. . . . . **210 francs**
En volumes reliés demi-chagrin. . . . . **250 francs**
Casier-bibliothèque en *noyer ciré* ou *acajou ciré* . . . . **30 francs**
Payement : **10 francs par mois** (au comptant 10 0/0).

Voir, plus loin, bulletin de commande.

EN COURS DE PUBLICATION :

Supplément au Nouveau Larousse illustré

Ce Supplément formera 40 fascicules de 16 pages, à **50** centimes. Il paraît un fascicule chaque samedi depuis le 2 juin 1906.

Librairie Larousse, 17, rue Montparnasse - Paris.

COLLECTION IN·4° LAROUSSE

Magnifiques ouvrages de bibliothèque

Imprimés sur papier couché, illustrés de nombreuses reproductions photographiques et accompagnés de planches ou cartes hors texte en noir ou en couleurs. Reliure artistique.

(Format : 32 × 26)

Le Musée d'Art (Des origines au XIXᵉ siècle)

Publié sous la direction de M. Eug. Müntz, membre de l'Institut. Galerie des chefs-d'œuvre et précis de l'histoire de l'art. 900 gravures photograph., 50 planches hors texte. — Br., **22** francs; rel. demi-chagr. . . **27** francs.

Dans ce magnifique ouvrage, qui n'a pas d'analogue en France, on a réussi à montrer dans toute leur vérité, grâce aux procédés modernes de gravure photographique, les chefs-d'œuvre de tous les temps et de tous les pays, et chacun pourra désormais posséder à peu de frais, sous la forme pratique du livre, un véritable « musée chez soi ».

(En cours de publication : LE MUSÉE D'ART, XIXᵉ SIÈCLE)

La Terre, Géologie pittoresque

par Aug. Robin. 760 reproductions photograph., .. hors-texte, 53 tableaux de fossiles, 158 dessins et 3 cartes en coul. — Broché. . . . . . **18** francs.
Relié demi-chagrin. . . . . **23** francs.

Ce bel ouvrage élucide, sous une forme simple et frappante, tout ce qu'il est intéressant de connaître en matière de géologie. Admirablement illustré par la photographie, il révèle une science bien autrement captivante qu'on ne se l'imagine ordinairement.

Paris-Atlas

par Fernand Bournon. 595 reprod. photograph., 32 dessins, 24 plans hors texte en huit coul. — Broché, **18** francs; relié demi-chagrin. **23** francs.

Paris-Atlas présente, par le texte et par l'image, le tableau le plus complet et le plus vivant qui ait été donné du Paris d'aujourd'hui. On n'y a accordé que très peu de place aux détails rétrospectifs pour consacrer tout le soin possible à la description de la physionomie actuelle de la capitale. L'ouvrage ne contient pas moins de 595 reproductions photographiques d'une rare beauté artistique qui forment la collection la plus caractéristique qu'on puisse réunir sur Paris.

Envoi franco au reçu d'un mandat-poste.

Atlas Larousse illustré

42 cartes en couleurs hors texte. 1 158 reproductions photographiques. — Broché, 28 fr.; relié demi-chagrin. . . . . **32 francs.**

« Ce livre, a dit M. de Lapparent, l'éminent géologue, nous semble appelé à répandre le goût de la science du globe par la forme exceptionnellement attrayante dont on a su envelopper un fond d'informations puisées aux meilleures sources. »

Atlas Colonial illustré

7 cartes en couleurs hors texte, 70 cartes ou plans en noir, 16 planches hors texte, 768 gravures photogr. — Broché. 18 fr.; rel. demi-chagr.   **23 francs.**

Vulgariser à grands traits ce qu'il faut savoir sur nos diverses colonies, en évoquer en une profusion de photographies prises sur le vif la physionomie réelle et pittoresque, fixer par des cartes très nettes et absolument à jour les idées du lecteur, tel est l'objet de cet ouvrage.

L'Italie illustrée

par P. Jousset. 784 reprod. photograph., 14 cartes et plans en coul., 9 cartes en noir, 12 planches hors texte. — Br., 22 fr.; rel. demi-chagr.   **28 francs.**

Vestiges du passé et manifestations de l'activité présente, l'*Italie illustrée* met en relief, dans un raccourci documenté et pittoresque, tout ce qui est intéressant de connaître du grand pays voisin tel qu'il est actuellement.

L'Allemagne contemporaine illustrée

par P. Jousset. 588 reprod. photograph., 8 cartes en couleurs hors texte, 14 cartes ou plans en noir. — Broché, 18 fr.; rel. demi-chagr.   **23 francs.**

Cet ouvrage a pour but de grouper en une synthèse impartiale et vivante les éléments les plus divers et de montrer l'Allemagne telle qu'elle est aujourd'hui, c'est-à-dire comme il nous importe de la connaître. On y trouvera, faisant corps avec la description géographique et pittoresque, tout ce qu'il faut savoir sur l'industrie, l'armée, la marine, l'agriculture, etc.

Les Sports modernes illustrés

Encyclopédie sportive illustrée, publiée sous la direction de MM. P. Moreau et G. Voulquin, avec la collaboration de spécialistes autorisés. 813 gravures (dessins et reproductions photographiques), 28 planches hors texte. — Broché, 20 francs; relié demi-chagrin. . . . . **26 francs.**

On trouvera dans cet ouvrage les renseignements les plus complets sur tous les sports actuellement pratiqués en France : aérostation, alpinisme, automobilisme, aviron, billard, boules, boxe canne, cricket, croquet, cyclisme, escrime, football, golf, etc.

Les ouvrages de la Collection in-4° Larousse peuvent être acquis à raison de 10 francs par mois, en France, Algérie, Tunisie, Alsace-Lorraine, Suisse et Belgique.

Envoi franco au reçu d'un mandat-poste.

LIVRES D'INTÉRÊT PRATIQUE

Dictionnaire usuel de Droit

par Max LEGRAND, avocat. Un volume in-8º de º10 pages, illustré de 15 gravures et 3 cartes. Broché, 7 fr. 50 ; relié toile. . . . . . **9 francs**

Rédigé dans un esprit essentiellement pratique, ce dictionnaire met à la portée de tous ce qu'il peut être utile de savoir en matière juridique, sous une forme aussi claire et accessible que possible, et l'ordre alphabétique en rend en outre la consultation infiniment plus commode que celle d'un code. Il est superflu d'insister sur les services qu'un ouvrage ainsi conçu peut rendre à chacun dans la conduite de ses affaires : ce sera en particulier un guide des plus précieux toutes les fois qu'on aura un contrat à passer, un procès à intenter ou à soutenir, ou simplement quelque formalité administrative ou judiciaire à remplir. Un appendice placé à la fin du volume donne la formule d'un certain nombre d'actes d'une application courante : reconnaissance, billets simples, à ordre ou au porteur, procuration, testament olographe, baux, etc. (*Prospectus spécimen sur demande.*)

Dictionnaire illustré de Médecine usuelle

par le Dr GALTIER-BOISSIÈRE (Ouvrage honoré de souscriptions des ministères de l'Instruction publique et de la Guerre). Un volume in-8º de 560 pages, 840 gravures, photographies, radiographies, 4 cartes, 4 planches en couleurs ; 16ᵉ mille. Broché, 6 francs ; relié toile. . . . . **7 fr. 50**

Voici un ouvrage qui sera précieux dans la famille. Médications et traitements divers, description des organes, hygiène préventive et curative, pharmacie de ménage, soins spéciaux aux mères et aux enfants, accidents, empoisonnements, falsifications, etc., tout y est exposé avec une clarté remarquable et un sens pratique sur lequel on ne saurait trop insister dans un livre de ce genre. Un développement étendu a été donné en particulier à la médication par l'eau chaude ou froide, par la gymnastique française ou suédoise, par le massage, par l'électricité, par les petits moyens de la médecine d'urgence sans drogue proprement dite ; à l'hygiène des exercices, comme le cyclisme, l'équitation, la chasse ; à l'hygiène professionnelle ; aux nouveaux procédés d'examen : radiographie, sphygmographe, etc.

La Cuisine et la Table modernes

Ouvrage écrit spécialement pour la maîtresse de maison, et dû à la collaboration d'hommes du métier (Honoré d'une souscription du ministère du Commerce). In-8º, 500 pages, 600 gravures, dont 135 reproductions photographiques d'après nature. 8ᵉ mille. — Broché, 5 fr. ; relié toile. **6 fr. 50**

Cet ouvrage n'est pas un banal livre de cuisine ; c'est un guide pratique dû à la collaboration d'hommes du métier et dans lequel on trouvera non seulement les recettes culinaires proprement dites, mais encore tout ce qu'une femme doit savoir sur l'hygiène de l'alimentation, le pain, les condiments, la viande, la volaille, le poisson, les légumes, les conserves, les fruits, les boissons, le matériel de cuisine, le service de table, etc.

Envoi franco au reçu d'un mandat-poste.

La Chasse moderne

Encyclopédie du chasseur, due à la collaboration des personnalités les plus autorisées du monde cynégétique. In-8°, 700 pages, 438 gravures (dessins d'après nature et reproductions de photographies instantanées), 24 tableaux synthétiques, 85 airs de chasse. 12e mille. — Br., **7 fr. 50**; rel. toile. **10 fr.** »

La Pêche moderne

Encyclopédie du pêcheur, due à la collaboration de spécialistes compétents. In-8°, 600 pages, 680 grav., 32 tableaux synthétiques. 5e mille. — Br. **6 fr. 75**
Relié toile. . . . . **9 francs**

Cycliste et Bicyclette

Guide pratique du cycliste amateur, par le Dr GALTIER BOISSIÈRE. Un volume in-8°, illustré de 150 gravures. — Broché. . . . . **1 fr. 50**

La Photographie

Guide du photographe amateur, par Henri DESMAREST. Un volume in-12, illustré de 65 gravures — 6e édition. — Broché, **1 fr. 25**; rel. toile. **2 fr.** »

Météorologie usuelle

par J. CHAUMEIL. Ouvrage de vulgarisation exposant sous une forme claire ce qu'on peut dire de précis, en l'état actuel de la science, sur la prévision du temps. Un volume in-12, 55 gravures et cartes. — Broché. . **1 fr. 50**

Herbier classique

par F. FAIDEAU. 50 plantes caractéristiques des principales familles analysées et décrites. Un volume in-8° de 140 pages, illustré de 162 gravures (dessins d'après nature et reproductions photographiques). — Broché. . . **2 fr. 25**

Pour gérer sa fortune

par Pierre DES ESSARS. Conseils pratiques sur les placements de capitaux et les assurances; les fonds d'État; les actions; les obligations; les actions de jouissance et les parts de fondateur; titres perdus ou volés; les impôts sur les valeurs mobilières; la Bourse; la cote de la Bourse; etc. 3e édition. In-8°. — Broché . . . . **2 fr. 50**

Les Impôts

Guide pratique du contribuable, par un PERCEPTEUR. Indications pratiques sur chaque contribution : matière imposable, exemptions, mode de payement, poursuites, réclamations, etc. In-8°, 160 pages. — Broché. **2 fr.** »

La Comptabilité

commerciale, industrielle et domestique, avec notions sur le commerce, le crédit, les sociétés et la législation commerciale, par M. Gustave SONEPH. Un volume in-8° de 270 pages. — Broché . . . . **3 francs**

Envoi franco au reçu d'un mandat-poste.

BIBLIOTHÈQUE RURALE

*Honorée de nombreuses souscriptions
du ministère de l'Instruction publique et du ministère de l'Agriculture*

(Format in-8°, 15 × 21)

La Bibliothèque rurale ne comprend que des ouvrages essentiellement pratiques et dépouillés, autant que possible, de tout appareil scientifique. D'un prix très modéré, imprimés et illustrés avec le plus grand soin, ces ouvrages rendront de précieux services aux personnes qui s'occupent d'agriculture.

L'Agriculture moderne, par V. Sébastian. Encyclopédie de l'agriculteur : le sol, l'air, l'eau, les amendements, les engrais, les irrigations, le drainage, les plantes cultivées, le bétail, la basse-cour, etc. 560 pages, 700 gravures. Broché, 5 francs; relié toile. . . . . **6 fr. 50**

La Ferme moderne, traité des constructions rurales, par M. Abadie. 390 gravures et plans. — Broché, 3 francs; relié toile. . . . . **4 francs.**

Prairies et Pâturages (Praticulture moderne), par H. Compain. 181 gravures. — Broché, 3 fr. ; relié toile. . . . . **4 francs.**

Les Industries de la ferme, par Larbalétrier. Meunerie, boulangerie, féculerie, huilerie, etc. 160 grav. — Broché, 2 fr. ; rel. toile. **3 francs.**

Les Engrais au village, par H. Fayet.—Br. 2 fr.; rel. toile. **3 francs.**

La Basse-Cour, par Troncet et Tainturier. La poule, le dindon, le canard, le lapin, le cobaye, etc. 80 grav. — Broché, 2 fr. ; rel. toile. **3 francs.**

L'Outillage agricole, par H. de Graffigny. Charrues, machines à récolter, moteurs agricoles, etc. 240 grav. — Broché, 2 fr. ; rel. toile. **3 francs.**

Le Bétail, par Troncet et Tainturier. Le cheval, l'âne, le bœuf, etc.; races, hygiène, maladies, 100 gravures. — Broché, 2 fr.; relié toile. **3 francs.**

L'Arboriculture pratique, par Troncet et Deliège. Reproduction, taille, entretien, etc. 190 gravures. — Broché, 2 fr. ; relié toile . . . **3 francs.**

La Viticulture moderne, par G. de Dubor. 100 gravures. Broché, 2 fr.; relié toile. . . . . **3 francs.**

L'Apiculture moderne, par A.-L. Clément. Rôle des abeilles, mobilisme, ruches, maladies, miel et cire. 130 grav. — Br., 2 fr.; rel. toile. **3 francs.**

Le Jardin potager, par Troncet. Légumes de France, 390 variétés, culture, récolte, maladies. 190 gravures. — Broché, 2 fr.; relié toile. **3 francs.**

Le Jardin d'agrément, par Troncet. Travaux de jardinage, mosaïculture, fleurs et arbustes, etc. 150 grav. — Broché, 2 fr.; relié toile. **3 francs.**

Comptabilité agricole, par H. Barillot. — Broché, 2 fr.; relié toile. . . . . **3 francs.**

Élevage en grand de la Volaille, par M. W. Palmer. 14 grav. Broché, 1 fr. 50; relié toile . . . . **2 fr. 25**

Les Animaux de France, par Clément et Troncet. 160 gravures. Broché, 2 fr.; relié toile . . . . **3 francs.**

Écoles et cours d'Agriculture, par Duguay. 39 gr. — Br. **1 franc.**

Envoi franco au reçu d'un mandat-poste.

LIBRAIRIE LAROUSSE, 17, rue Montparnasse, PARIS

OUVRAGES DE BIBLIOTHÈQUE

Dictionnaire des Opéras

Par Félix CLÉMENT et Pierre LAROUSSE, revu et mis à jour par Arthur POUGIN. Analyse et nomenclature de tous les opéras, opéras-comiques, opérettes et drames lyriques représentés en France et à l'étranger, depuis l'origine de ces genres d'ouvrages jusqu'à nos jours. Nouvelle édition augmentée d'un *Supplément* et entièrement à jour. Un volume in-8° de 1 300 pages. Broché. . . . . **22 francs.**
Relié demi-chagrin. . . . . **25 francs.**

L'Éducation domestique des jeunes filles

ou la formation des mères, par Louis FRANK. Un volume in-8° de 570 pages, luxueusement illustré par la photographie. Broché. . . . . . . **12 francs.**

Dans cet ouvrage original et solidement documenté, qui s'impose à l'attention de tous ceux qu'intéressent les grandes questions de notre temps, l'auteur examine le rôle que doit jouer la femme à notre époque dans la famille et dans la société et recherche quelle éducation il convient de donner aux jeunes filles pour les préparer à ce rôle d'une manière vraiment pratique et rationnelle; il passe en revue ce qui a été fait jusqu'ici pour l'enseignement ménager dans tous les pays du monde, montre les réformes à accomplir et dresse le programme des diverses connaissances qui devront constituer la « science des mères ».

Les Habitations à bon marché

et un art nouveau pour le peuple, par Jean LAHOR. Un volume in-8°, illustré de 34 gravures. 3° édition. Broché. . . . . **2 francs.**

L'Art, simples entretiens

à l'usage de la jeunesse, par PÉCAUT et BAUDE. (*Couronné par l'Académie française.*) Un volume in-8° de 240 pages, illustré de 125 gravures. 9° édition. Broché, 2 fr.; relié toile, 3 fr.; tranches dorées. . . . . **4 francs.**

Toute l'histoire de l'art est passée en revue dans cet ouvrage; les auteurs ont fait un choix judicieux des chefs-d'œuvre les plus caractéristiques des différentes époques, et chacun de ces types est reproduit sous les yeux du lecteur et expliqué par un texte clair et précis qui en signale les beautés et les défauts.

La Caricature et l'Humour français

au XIX° siècle, par Raoul DEBEKOT. Bosio, Debucourt, Gaudissart, Charlet, Raffet, Scheffer, Deveria, Henry Monnier, Daumier, Gavarni, Marcelin, Cham, Grévin, Guys, Forain, Willette, Steinlein, etc. Un volume in-8°, illustré de 250 gravures. Broché. . . . . **4 francs.**

Envoi franco au reçu d'un mandat-poste.

MÉMENTO LAROUSSE

Petite Encyclopédie pratique

Contenant en un seul volume, classées méthodiquement,
toutes les connaissances usuelles.

❧❧

GRAMMAIRE,
STYLE, LITTÉRATURE, HISTOIRE,
GÉOGRAPHIE, COSMOGRAPHIE, ARITHMÉTIQUE,
COMPTABILITÉ, GÉOMÉTRIE PRATIQUE, ARPENTAGE, TOPOGRAPHIE,
DESSIN, PHYSIQUE ET CHIMIE, HYGIÈNE, SCIENCES NATURELLES
AGRICULTURE, MORALE, INSTRUCTION CIVIQUE, DROIT
USUEL, COUTURE, MUSIQUE, SAVOIR-VIVRE,
PROVERBES, RENSEIGNEMENTS USUELS
SUR LES MONNAIES ÉTRANGÈRES,
LA POSTE, ETC.

❧❧

Un volume in-16 de 780 pages, 850 gravures, 82 cartes, dont 50 en couleurs,
exercices de dessin, de musique, etc. 8e édition. — Cartonné, 4 fr. 50; relié toile,
tranches rouges. . . . . **5 fr.** »

Règles de grammaire, principes d'arithmétique, notions de sciences, d'histoire, etc.,
il ne se passe pour ainsi dire pas de jour que nous n'ayons besoin de retrouver quelque
connaissance oubliée, quelque renseignement qui nous échappe. Tout le monde a remarqué la rapidité avec laquelle s'effacent les leçons apprises au temps de notre enfance,
et qui ne s'est vu maintes fois embarrassé devant des questions auxquelles répondrait
le premier écolier venu? On saisit donc quels services continuels rendra à tous un livre
comme le *Mémento Larousse* : un livre qui résume, en un volume maniable et facile à
consulter, tous les livres de classe qu'on ne possède plus et auxquels il serait du reste
incommode d'avoir recours. Le *Mémento Larousse* est plus encore. Englobant sous une
forme méthodique et substantielle tous les matériaux d'une solide instruction, il ne s'en
tient pas aux programmes scolaires. Il a cette originalité de faire place, à côté de la
partie purement intellectuelle, à une foule de notions de la vie usuelle qu'on aurait peine
à trouver réunies ailleurs. Il forme ainsi un tout d'une exceptionnelle valeur pratique, un
véritable vade-mecum. C'est le complément naturel du *Petit Larousse*, et on peut dire
que ces deux ouvrages, l'un dans l'ordre alphabétique, l'autre dans l'ordre méthodique,
condensent l'essence même des connaissances utiles.

Envoi franco au reçu d'un mandat-poste.

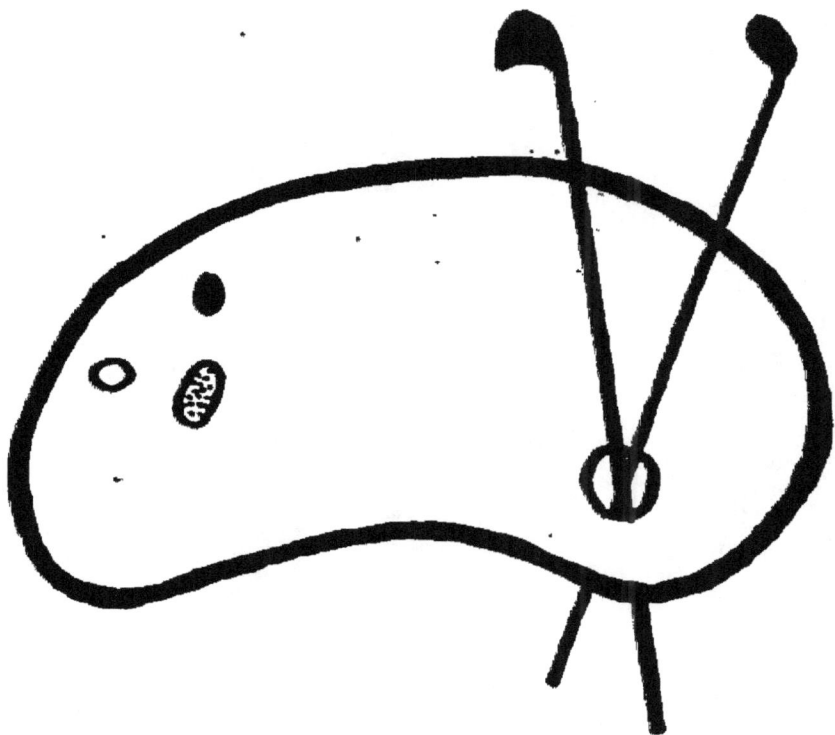

FIN D'UNE SERIE DE DOCUMENTS
EN COULEUR

www.ingramcontent.com/pod-product-compliance
Lightning Source LLC
Chambersburg PA
CBHW071109210326
41519CB00020B/6230

* 9 7 8 2 0 1 9 5 7 2 9 7 6 *